Iss dich stark!

Das Fitness Kochbuch mit 150 Rezepten für effektiven Muskelaufbau und optimale Fettverbrennung durch gesunde Ernährung. Inkl. 30 Tage Ernährungsplan und Nährwertangaben

2. Auflage

Autor: Mike Hartmann

Inhaltsverzeichnis

ABENDESSEN 121

DESSERTS 147

Vorwort

Liebe Leserin, lieber Leser

Wer kennt es nicht, man kommt nach einem harten Workout nach Hause, könnte einen Bären verschlingen. Vor dem Kühlschrank stehend, fragt man sich dann, was man sich nun Gesundes kochen könnte.
Dieses Buch soll mit diesen leckeren und abwechslungsreichen Rezepten Abhilfe schaffen.
Du bist Fleischliebhaber, Vegetarier oder ernährst dich vegan? Alles kein Problem, es hat für jeden etwas dabei.
Ob du dich nun aktuell in der Definitions- oder in der Massenphase befindest ist nicht relevant, denn dieses Kochbuch beinhaltet ebenso viele Low-Carb Rezepte, wie auch kohlenhydratreiche Mahlzeiten, welche dir helfen an Masse zuzulegen.
Mit einer einfachen Schritt-für-Schritt Anleitung wirst du durch die Menus geführt, die dir ein sicheres Gelingen auf Anhieb garantieren.
Falls du dich noch nicht so lange mit dem Thema «Sport und Ernährung» auseinandergesetzt hast oder dein Allgemeinwissen etwas auffrischen möchtest, habe ich für dich die wichtigsten Infos zum Thema Muskelaufbau in Kürze zusammengefasst.
Nun wünsche ich dir viel Vergnügen beim Lesen und dem Zubereiten dieser Leckerbissen.

Bon Appetit

Mike Hartmann

Iss dich stark! Das Fitness Kochbuch

Der heutige Lifestyle mutet dem Körper und der Gesundheit eine ganze Menge zu. Du hast einen Job, der dich täglich extrem fordert, machst viele Überstunden und es gibt verschiedene Pflichten, denen du zusätzlich nachkommen musst. Für die eigenen Wünsche und Bedürfnisse ist nicht mehr viel Platz. Regelmäßiger Sport und eine gesunde, ausgewogene Ernährung sind schon lange auf der Strecke geblieben.

Morgens früh gibt es auf die Schnelle eine Tasse Kaffee, das Mittagsessen kommt aus der Kantine oder der Imbissbude und abends wird beispielsweise ein schnelles Fertiggericht zubereitet. Du stehst ständig unter Strom, genauso wie dein Organismus, der die zugeführte Nahrung verstoffwechseln muss. Der Körper bildet an bestimmten Stellen Fettpölsterchen und das Gewicht auf der Waage nimmt kontinuierlich zu. Die überschüssigen Pfunde und die wenige Bewegung wirken sich auf den Körper sowie die geistige Gesundheit aus und führen zu Antriebslosigkeit, wenig Leistungsfähigkeit, Konzentrationseinbußen und Müdigkeit. Diese Begleiterscheinungen sind harmlos. Folge von zu viel Gewicht und zu wenig Fitness kann früher oder später zu gesundheitlichen Einschränkungen führen.

Bevor es dazu kommt, solltest du die Notbremse ziehen und den jetzigen Lifestyle überdenken. Du glaubst, dass funktioniert nicht? Doch! Es funktioniert, indem du die Weichen neu stellst. Schaffe ein ordentliches Gleichgewicht, indem du gesunde Ernährung, Fitness und Muskelaufbau in dein Leben mit aufnimmst, um den Organismus zu stärken und einen schön geformten Körper zu erreichen. Es wird dir nicht gelingen, wenn du dich mit Crash-Diäten einseitig ernährst und die Kohlenhydratzufuhr über einen bestimmten Zeitraum aus deiner Ernährung streichst. Du magst vielleicht in kurzer Zeit ein paar Kilos weniger auf der Waage haben, doch sobald du wieder normal ist, stellt sich der Jo-Jo-Effekt ein und das verlorene Gewicht hast du wieder auf den Rippen. Solche Ernährungsformen sind nicht nur kontraproduktiv, sondern rauben dir viel Energie, die du für deine Leistungsfähigkeit und den Stoffwechsel benötigst.

Den Körper in eine Top-Form bringen, gesund erhalten, Muskeln aufbauen und zum Abschluss definieren gelingt dir nur, indem du den Hebel an der richtigen Stelle ansetzt und gezielte Trainingseinheiten für Muskelmasse durchführst. Muskeln brauchen zum Wachsen Energie, die sie sich auf deiner Ernährung holen. Darum ist es so immens wichtig, dass du dem Körper alle wichtigen Nährstoffe gibst. Hochwertige Nährstoffe belasten den Organismus nicht, sondern bringen neuen Schwung, sodass die Verstoffwechselung auf Hochtouren zu arbeiten.

Hast du erst einmal genug Muskelmasse aufgebaut, gehst du in die Definition, damit deine Muskeln gut sichtbar werden. Ein ordentlich trainiert und definierter Körper hat einen niedrigen Körperfettanteil und erzeugt dadurch ein ästhetisches Erscheinungsbild. Damit wird die Muskulatur gut sichtbar. Ästhetik beschreibt immer das eigene Empfinden, was du selber als schön betrachtest. Einige empfinden einen maskulinen Körper mit gut sichtbarer Muskulatur erstrebenswert. Andere wiederum wollen nur gut und definiert aussehen und damit Sportlichkeit sowie Agilität zum Ausdruck bringen. Ganz unabhängig davon, wie du für dich Ästhetik definierst, wichtig ist dabei, dass der Körperfettanteil so gering wie möglich ist.

Ganz gleich, welches Erscheinungsbild du erzeugen möchtest, bedeutend dafür ist das Verständnis für die richtige Kombination von Ernährung und intensivem Sport, um Fitness und Muskelbaubau herbeizuführen. Bist du bereit ein Leben zu verändern? Dann starte jetzt mit deinem neuen, gesunden Lifestyle durch!

Dein Körper – das Kraftwerk mit einzigartigem Potenzial

Der menschliche Körper ist absolut faszinieren. Unter der äußerlich sichtbaren Haut verbergen sich das Skelett, die inneren Organe und jede Menge Muskeln, die du zusätzlich trainieren kannst. Um dir einen Überblick zu verschaffen, gibt es einen Ausflug in die Anatomie, um den Aufbau und die Funktionsweise der insgesamt 656 Muskeln zu erfahren. Sie sind Bestandteil des Organsystems und gehören zu den großen und kleinen Muskelgruppen, die aktiv für den Bewegungs- und Stützapparat des Körpers verantwortlich sind. Dementsprechend tragen sie nicht nur die Verantwortung für die Körperhaltung, sondern auch dafür, dass du dich bewegen kannst. Bewegung entsteht durch Kontraktion und Entspannung der Muskulatur. Einzelne Muskeln sind üblicherweise von einer Bindegewebshülle umgeben. Diese sogenannten Faszien halten die Muskeln in Position und Form.
Deine Muskeln sind in funktionale Gruppen unterteilt. Daher findest du immer ein Antagonist, der als Gegenspieler für den entgegengesetzten Bewegungsablauf verantwortlich ist. Wenn du beispielsweise den Bizeps (Agonist) trainierst und extrem anspannst, entspannt sich der Trizeps, der Antagonist. Die Bewegung wird möglich, weil jeder Muskel über den sogenannten Ursprung und Ansatz mit dem Knochen in Verbindung steht. Sie besteht aus Sehnen, die ein zugfestes Bindegewebe darstellen.

Hauptmuskelgruppen in deinem Körper

Die 656 Muskeln in deinem Körper sind in Hauptmuskelgruppen zusammengefasst. Zu den Hauptmuskelgruppen gehören Beine, Rücken, Brust, Arme, Schultern und Bauch. Die Beinmuskulatur besteht aus Abduktoren, Adduktoren, Beinbizeps, Quadrizeps und dem Zwillingswadenmuskel. Im Rücken gibt es den kleinen und großen Rundmuskel, den Trapezmuskel, den Rautenmuskel, den Rückenstrecker und den Latissimus. Die Brust ist mit dem kleinen und großen Brustmuskel ausgestattet. Die Muskulatur der Arme besteht nicht nur aus Bizeps und Trizeps. Dazu gehört auch der Brachialis. Deltamuskel, Untergräten- und Obergrätenmuskel findest du im Schulterbereich. Ein schöner Waschbrettbauch entsteht durch den Pyramidenmuskel, den geraden Bauchmuskel und die schräge Bauchmuskulatur.

Beinmuskulatur

Die mit Abstand größte Muskelgruppe sind die Beinmuskeln, die von vielen Sportlern nicht gerne trainiert werden, weil es extrem anstrengend ist. Doch ein gezieltes Beintraining ist durchaus lohnenswert, da damit nicht nur ein optischer Ausgleich zu einem trainierten Oberkörper geschaffen wird. Du profitierst von mehr Stabilität und einer höheren Ausschüttung von Wachstumshormonen, die eine positive Wirkung auf den gesamten Körper haben. Muskelaufbau gelingt dir nur mit regelmäßigem, effektivem und zeiteffizientem Beintraining mit Kniebeugen, Beinstrecker, Kreuzheben, Beinbeuger, Wadenheben und Beinpresse. Diese Übungen sind auch deswegen interessant, weil damit gleichzeitig die Gesäßmuskulatur trainiert wird.

Rückenmuskulatur

Eine wichtige Grundlage für sportliche Leistung ist ein starker Rücken, der gleichzeitig für mehr Gesundheit sorgt. Denn eine ausgeprägte Rückenmuskulatur verhindert Rückenschmerzen und Haltungsschäden. Da diese Muskelgruppe sehr komplex ist, sind unterschiedliche Übungen nötig, um die Muskelstränge zu aktivieren. Machst du alles richtig, wird sich bald ein breiter V-Rücken einstellen. Die Rückenmuskulatur brauchst du beispielsweise auch zum Rudern und Schwimmen, um in diesen Bereichen die Leistung zu verbessern. Sie trainierst du mit Langhantelrudern (Unter-/Obergriff), Kreuzhebel, Kurzhantelrudern, Klimmzügen, Latzug, Hyperextensions und T-Bar-Rudern.

Brustmuskulatur

Obwohl die Masse der Brustmuskulatur im Vergleich zur Rückenmuskulatur und Beinmuskulatur eher klein ausfällt, ist sie ein absolutes Highlight für einen trainierten Körper und wird gerade im Kraftsport gerne trainiert. Bankdrücken gilt als ultimativer Vergleichsmaßstab beim männlichen Geschlecht. Es gibt zahlreiche Möglichkeiten und Übungsvarianten auf der Schräg-, Negativ- und Flachbank, um die Brust zu stählen und alle Muskelfasern zu trainieren. Du führst Bankdrücken und Schrägbankdrücken mit Lang- und Kurzhantel, Negativbankdrücken mit Langhantel, Fliegende mit Kurzhanteln, Cable-Cross und Überzüge durch, um im Brustbereich Muskelmasse zuzulegen.

Armmuskulatur

Besonders männlich wirken starke Oberarme, die du sehr schön mit einem ausgeprägten Trizeps und Bizeps darstellen kannst. Wenn du gezielt diese Muskeln trainieren möchtest, solltest du bedenken, dass der Bizeps nur ein Drittel und der Trizeps zwei Drittel des Oberarmumfangs ausmacht. Daher solltest du beim Armtraining den Fokus auf den Trizeps legen. Die Unterarmmuskeln brauchst du nicht gesondert zu trainieren, da diese bei jeder Übung passiv beansprucht werden. Einen besonderen Trainingseffekt erzeugst du mit Kreuzheben und Klimmzügen. Höhere Beanspruchung stellt sich bei sogenannten „Fat Gripz" ein. Das sind dicke Schaumstoffummantelungen für Hantelstangen, die das Halten der Hantel deutlich erschweren. Ein optimales Training für Armmuskulatur erreichst du mit Bizeps-Curls (Lang- und Kurzhantel), Scott-Curls mit SZ-Stange, Hammer-Curls, Trizeps-Bankdrücken beziehungsweise engem Bankdrücken, Trizepsdrücken am Kabelzug und French Press.

Schultermuskulatur

Um die Rückenmuskulatur optimal zu trainieren, führst Du Military-Press im Stehen, Schulterdrücken im Sitzen, Seitheben, Arnold-Press, Frontheben und Butterfly-Reverse durch. Damit bei den Muskeln den richtigen Wachstumsreiz gesetzt wird, solltest du in Bezug auf das Gewicht am Limit trainieren. Das gilt für alle Übungen.

Bauchmuskulatur

Gestärkte Bauchmuskeln sorgen nicht nur für einen flachen Bauch, sondern dienen zur Stabilisierung und für eine gute Körperhaltung. Damit dein Sixpack sichtbar wird, musst du die Bauchmuskeln diszipliniert trainieren. Ein schickes Sixpack bekommst du mit hängendem Beinheben und Knieheben, Unterarmstütz, Sit-ups mit zusätzlichem Gewicht und seitlichen Crunchs.

Männer haben den Vorteil, dass sie viel schneller Muskeln aufbauen als Frauen, obwohl die Muskeln und die Zusammensetzung dieselbe ist und auf die gleiche Art funktionieren. Eine Erklärung dafür könnte der Hormonhaushalt sein. Männer haben deutlich mehr Testosteron. Dieses Hormon nimmt eine Schlüsselrolle beim Muskelaufbau ein. Allerdings hat ein Forscherteam an der University von South California herausgefunden, dass es Geschlechtsunterschiede in chemischen Kontrollmechanismen gibt, die bei Männern und Frauen den Zuwachs an Muskelmasse regulieren. Beim Krafttraining schüttet der Körper verschiedene Botenstoffe aus, die die Stoffwechselaktivität erhöhen. Das Forschungsteam hat bei Untersuchungen festgestellt, dass im männlichen Körper Myostatin vorhanden ist, das den Muskelaufbau hemmt und Follistan nRNA vorkommt, das den Muskelaufbau unterstützt. Bei Frauen sind diese beiden Substanzen nicht zu finden. Dementsprechend sind es nicht nur die Hormonkonzentration, sondern geschlechtsunterschiedliche Substanzen, die für den schnelleren und besseren Muskelaufbau verantwortlich sind.

Für Muskelaufbau und Definition mit optimaler Kalorienzufuhr

Für Muskelaufbau, Definition und Fitness sind Kalorienzufuhr und Kalorienverbrauch immens bedeutsam, damit Muskelmasse entsteht und erhalten bleibt. Daher ist die Ernährung dementsprechend anzupassen, damit eine optimale Energiebilanz erzielt werden kann. Um diese zu erreichen, musst du deinen Grundumsatz und Leistungsumsatz kennen. Mit diesen beiden Zahlen kannst du das Muskelwachstum, das Gewicht und deine Körperform beeinflussen. Eine wichtige Rolle spielen dabei der Kalorienüberschuss und das Kaloriendefizit. Ein Überschuss brauchst du in der Muskelaufbauphase und das Defizit, um anschließend den Körper zu definieren. Doch bevor du die eine oder andere Richtung einschlägst, musst du erst einmal deinen Grundumsatz und den Leistungsumsatz ermitteln, damit du deinen Gesamtumsatz kennst.

Grundumsatz und Leistungsumsatz ermitteln

Der Grundumsatz definiert, wie viele Kalorien du benötigst, damit dein Organismus alle wichtigen Vitalfunktionen aufrechterhalten kann. Anhand des Leistungsumsatzes erfährst du, welche Kalorienmenge du zusätzlich für Alltagsaktivitäten und deine Trainingseinheiten benötigst. Vergessen solltest du nicht, dass dein Körper für die Verdauung auch Energie braucht. Um deinen Grundumsatz pro Tag zu ermitteln, gehst du folgendermaßen vor und nutzt einfach diese Rechenformel:

Körpergewicht/kg x 24 Std. = Grundumsatz

Der Grundumsatz ist beim weiblichen Geschlecht um 10 Prozent niedriger. Das Körpergewicht wird dementsprechend mit 0,9 und anschließend mit den 24 Stunden multipliziert. Grund dafür ist die geringere Muskelmasse, die Frauen aufweisen. Der Leistungsbedarf beschreibt den Energiebedarf, den dein Körper zusätzlich über den ganzen Tag hinweg verbraucht. Damit du diesen berechnen kannst, legst du den PAL-Wert (Pysical Activity Level) zugrunde. Dieser Wert gibt Auskunft darüber, welcher Bedarf bei körperlicher Aktivität zusätzlich benötigt wird.

Für ein besseres Verständnis ein kleines Beispiel: *Bei der Arbeit hast du überwiegend eine sitzende Tätigkeit und ansonsten bist du auch eher wenig bis gar nicht aktiv. Ist deine Stoffwechselaktivität und das Hormonverhältnis normal, hast du einen PAL-Wert von 1,3 oder 1,4. Gehst du einer körperlich anstrengenden Tätigkeit nach, wo du dich viel bewegst wie beispielsweise im Handwerk, hast du einen PAL-Wert von 1,6 bis 2,4.*

Folgende Richtwerte gelten als PAL-Wert für verschiedene Tätigkeiten:

- Schlafen: 0,1
- Sitzen und liegen: 1,2
- fast nur sitzen bei der Arbeit, da du einen Bürojob machst: 1,3 bis 1,4
- viel sitzen und gelegentlich stehen: 1,6 bis 1,7
- oftmals in Bewegung und stehen: 1,8 bis 1,9
- anstrengende Arbeiten, die den Körper fordern: 2,0 bis 2,4

Sport und intensive Trainingseinheiten haben Auswirkungen auf deinen PAL-Wert. Deutlich höher fällt dieser bei Leistungssportlern und aktiven Sportlern aus. Wer beispielsweise pro Tag eine Stunde intensiv Sport macht, muss zum PAL-Wert 10 Prozent hinzurechnen. Die Rechenformel dafür sieht folgendermaßen aus:

PAL-Wert allgemein + PAL-Wert sportliche Aktivitäten = Leistungsumsatz

Bei der Berechnung ist auch der Verdauungsverlust, die sogenannte Thermogenese ein wichtiger Aspekt, den du nicht vergessen solltest. Um die Nahrung zu verstoffwechseln, benötigt die Verdauung rund 10 Prozent Energie. Diese Prozentzahl ist ein Richtwert, den du in die Berechnung mit aufnehmen musst, um den Gesamtumsatz zu ermitteln. Die Berechnung sieht wie folgt aus:

Gesamtumsatz = Grundumsatz x PAL-Wert - Verdauungsverlust

Ist deine körperliche Belastung eher normal angelegt, deckst du bereits mit dem Gesamtumsatz den Bedarf an Energie. Anhand des errechneten Gesamtumsatzes kannst du nun festlegen, ob du den Kalorienüberschuss für Muskelaufbau oder das Kaloriendefizit für Definition und Gewichtsverlust nutzen möchtest.

Kaloriendefizit

Mit einem Kaloriendefizit erreichst du eine negative Energiebilanz. Sie ist dafür verantwortlich, dass der Körper bei hoher Belastung auf Fettreserven zurückgreift und diese verbrennt, um für den Organismus Energie bereitzustellen. Das Kaloriendefizit lässt sich mit einer negativen Energiebilanz erreichen. Damit schaffst du es, den BMI deutlich zu senken und vielleicht sogar das Ziel eines Körperfettanteils von 10 Prozent zu erreichen.

Du stellst dir jetzt sicherlich die Fragen, wie du ein Kaloriendefizit errechnest. Berechnen brauchst du gar nichts, weil du das Kaloriendefizit selber festlegst. Dafür nimmst du einfach den täglichen Kalorienbedarf aus Grundumsatz und Leistungsumsatz und gehst um 100 bis 500 Kilokalorien darunter. Schaue aber dabei genau, dass du den Grundumsatz nicht zu sehr unterschreitest. Ansonsten schaltet der Körper auf sein Notprogramm ein, um alle wichtigen Vitalfunktionen aufrechtzuerhalten. Zu wenige Kalorien führen auch dazu, dass Muskelmasse abgebaut wird. Das möchtest du garantiert nicht.

Kalorienüberschuss

Damit du an Muskelmasse zulegen kannst, braucht der Körper Energie, die er durch die Nahrung bekommt. Die Meinungen über Kalorienüberschuss und Muskelaufbau gehen deutlich auseinander. So findest du festgelegte Vorgaben zur Kalorienmenge, damit dir ein Zugewinn an Muskelmasse gelingt. Die Prozesse, die in deinem Körper für den Muskelaufbau ablaufen, sind außerordentlich kompliziert und werden durch verschiedene Faktoren beeinflusst. Muskeln brauchen Energie zum Wachsen. Daraus wird geschlussfolgert, dass Muskeln nur durch mehr Kalorien wachsen können. Darum führst du mehr Kalorien zu, um in den Überschuss zu gelangen. Der Überschuss liegt dementsprechend über dem Grundumsatz, den du bereits errechnet hast. Theoretisch klingt das sehr vielversprechend. Allerdings gibt es keine Garantie, dass Muskelaufbau durch den Kalorienüberschuss wirklich funktioniert. Muskelaufbau erfolgt nur über eine positive Stickstoffbilanz. Erreichen kannst du diese, indem du dem Körper mehr Proteine zuführst, die er einlagern kann und die nicht sofort wieder verbrannt werden. Damit entsteht eine optimale Ausgangsbasis, um den Aufbau von Muskeln effektiv voranzutreiben. Eine positive Stickstoffbilanz ergibt sich, indem du deinem Körper hochwertige Proteine zuführst und die Trainingseinheiten deinem gewünschten Ziel anpasst. Theoretisch besteht daher auch die Möglichkeit, im Kaloriendefizit Muskelmasse aufzubauen, wenn du dich mit viel Protein ernährst.

Viele Sportler nutzen für den Muskelaufbau den Kalorienüberschuss, da diese Methode sehr einfach umsetzbar ist. Die überschüssige Energie wird für das Training, die Leistung und die anschließende Regeneration verwendet. Darüber hinaus stellst du im Kalorienüberschuss sicher, dass der Organismus die lebensnotwendigen Körperfunktionen nicht vor den Aufbau von Muskelmasse stellt. Im Kaloriendefizit nutzt der Organismus den üblichen Grundumsatz, um die Vitalfunktionen aufrechtzuerhalten. Für den Muskelaufbau bleibt nicht mehr viel übrig. Wie viel Muskelmasse du im Überschuss aufbaust, steht in engem Zusammenhang mit dem Trainingsstand, der Zielsetzung und dem Alter. Ideal ist ein Überschuss zwischen 100 und 500 Kilokalorien.

Es ist letztendlich egal, ob du den Kalorienüberschuss oder das Defizit wählst, bedeutungsvoll ist, dass du ausreichend Proteine, Fette und Kohlenhydrate zu dir nimmst.

Ernährung – ein wichtiger Faktor für Fitness, Muskelaufbau und Gesunderhaltung des Körpers

Die Ernährungsweise hat einen großen Einfluss auf die körperliche Fitness, den Muskelaufbau und die Gesunderhaltung des Organismus. Wenn du Muskelmasse zulegen und anschließend deinen Körper definieren möchtest, musst du die Ernährung umstellen und dem Körper die wichtigen Nährstoffe geben, die er für die Zielerreichung benötigt.

Bisher hast du es vielleicht mit kleineren Portionen versucht, um den Körper zu definieren. Gebracht hat dir das nur, dass du ständig Hunger hast und sich Heißhunger auf Süßigkeiten einstellen. Größere Portionen mit einem hohen Anteil an Einfachzucker helfen dir auch nicht, Muskeln aufzubauen, genug Leistung bereitzustellen und die Körperform zu verändern. Bedeutend ist, dass du deine Ernährung umstellst und genauer hinschaust, was und wie du isst. Anstelle von drei Mahlzeiten, um den Bedarf an Kalorien am Tag abzudecken, kannst du den Kalorienbedarf auch auf fünf oder sechs Speisen täglich verteilen. Das bietet dir den Vorteil, dass du weniger Hunger hast. Zudem ist Wasser ein essenziell wichtiges Nahrungsmittel, von dem du reichlich trinken solltest. Es füllt den Magen, reduziert das Hungergefühl und ist wichtig für den Stoffwechsel.

Wenn du dich für fünf Mahlzeiten am Tag entscheidest, sind davon zwei Zwischenmahlzeiten, wo du zu Nüssen, Beeren oder bestimmten Obstsorten greifst. Sie liefern dir wichtige Nährstoffe für den gesamten Organismus und den Denkapparat. Der Körper braucht einige Zeit, um sich an die neue Ernährungsweise zu gewöhnen. Das solltest du auf jeden Fall immer bedenken. Denn Drogen wie Zucker hast du von deinem Ernährungsplan verbannt.

Optimale Funktionsweise des Stoffwechsels

Damit der Stoffwechsel optimal arbeitet und genügend Energie liefert, benötigt er wichtige Grundnährstoffe. Sie stellen die Basis für den Muskelaufbau, die Fettverbrennung, die Definition und einen gesunden Körper dar. Dringend benötigte Nährstoffe sind Proteine, Kohlenhydrate und gesunde Fette.

In Proteinen beziehungsweise ***Eiweiß*** sind Aminosäuren enthalten, die wichtige Grundbausteine für die Zellerneuerung und das Muskelwachstum bereitstellen. Von rund 200 sind 22 Aminosäuren für diese Aufgabe zuständig. Dazu gehören unter anderen:

- Isoleucin
- Leucin
- Lysin

- Taurin
- Glycin
- Threonin
- Valin
- Creatin

Sie unterstützen das Wachstum von Muskeln und erhalten diese. Stellt sich ein Proteinmangel ein, wirkt sich dieser auf den Körper in hohem Maße aus. Du kannst noch so viel trainieren, wirst aber keinen Muskelzuwachs erleben. Für einen stabilen Proteinhaushalt gehören auf deinen Ernährungsplan Fisch, Geflügel, Kartoffeln, Milchprodukte, Hülsenfrüchte, Gemüse, Obst und bestimmte Getreideprodukte.

Kohlenhydrate: Mit 40 bis 60 Prozent wird der Hauptanteil des Bedarfs an Energie damit abgedeckt. Allerdings solltest du gut überlegen, welche Kohlenhydrate du isst. Auf den Ernährungsplan gehören keine Nahrungsmittel mit leeren Kohlenhydraten. Sie kommen in Süßigkeiten, Einfachzucker, industriell gefertigten Lebensmitteln und in Fastfood vor und sind ausschlaggebend dafür, dass der Blutzuckerspiegel schnell nach oben schießt und wieder in kürzester Zeit abfällt. Dadurch stellen sich Heißhungerattacken und das Verlangen nach Süßigkeiten ein. Schaue dir ruhig die Zutatenliste der Lebensmittel genauer an, um leere Kohlenhydrate ausfindig zu machen.

Abgelagert werden die Kohlenhydrate als Glukose in den Muskeln und der Leber. Setzt du deinen Körper einer kontinuierlichen Belastung aus, baut der Organismus das Glykogen wieder ab. In der Ruhe- und Regenerationsphase ist Glykogen dafür zuständig, den Blutzuckerspiegel auf gesundem, ausgeglichenem Niveau zu halten. Ein Sportler, der gut im Training steht, kann Glykogenspeicher bis 700 Gramm vorweisen. Es gibt eine interessante Berechnung. Diese zeigt, dass der Körper eines Leistungssportlers auf rund 2800 Kilokalorien aus den Glykogenspeichern zurückgreifen kann. Die Glykogen-Reserven sind vergleichsweise niedrig, wenn du sie mit den schier unerschöpflichen Fettdepots von ca. 50.000 Kilokalorien vergleichst.

Bekanntermaßen haben ***Fette*** einen schlechten Ruf. Doch gibt es aber ungesättigte Fettsäuren, die eine große Ausnahme darstellen. Dein Körper kann sie nicht selbst herstellen und ist darauf angewiesen, dass du diese mit der Nahrung zuführst. Fettsäuren sind ein extrem wichtiger Bestandteil des Stoffwechsels und sorgen für eine erfolgreiche Reduzierung von Gewicht und Fettreserven. Daher sollte der tägliche Bedarf an Kalorien auch ungesättigte Fettsäuren enthalten. Das gilt immer, egal, ob du den Körper neu definieren möchtest oder das Ziel Muskelaufbau ist. Diese gesunden Fette findest du in Nüssen, die bei deiner neuen Ernährungsweise einfach dazugehören.

Richtige Kombination von Ernährungsweise und sportlicher Fitness

Um beste Ergebnisse bei deinen Trainingseinheiten zu erzielen, ist die Ernährungsweise nicht unerheblich. Denn die Nahrung, die du aufnimmst, hat zu 70 Prozent Einfluss darauf, ob die gewünschte Körperform erreichbar ist oder nicht. Warum ist das so? Damit dein Körper an seine Leistungsgrenze kommt, braucht er Ressourcen, auf die er zurückgreifen kann, um Energie bereitzustellen. Sind genügend Energiereserven vorhanden, kannst du Spitzenleistungen erzielen, weil deine Leistungsfähigkeit erhalten bleibt.

Für die Gewinnung von Energie sind wichtige Nährstoffe essenziell, die du dem Organismus durch die Ernährung bereitstellst. Sind in den Nahrungsmitteln kaum welche vorhanden, hat der Körper nur geringe Reserven, mit denen eine extremere Belastung möglich wird. Das führt dazu, dass im Ergebnis nur geringe Trainingserfolge und mäßige Leistung bereitgestellt werden. Nicht nur während des effektiven Trainings, sondern auch in der Erholungszeit braucht der Körper ausreichend Proteine, Ballaststoffe und Nährstoffe, um Fett zu verbrennen, Muskeln aufzubauen, eine schnelle Regeneration voranzutreiben und mehr Leistung bereitzustellen. Bedenke immer, dass Muskeln nicht nur während des Trainings wachsen, sondern auch noch einige Zeit danach. Und genau dafür wird Energie benötigt.

Aus Muskelaufbau, Fitness und Ernährung ergibt sich ein enges Geflecht, mit dem du dein auserkorenes Ziel erreichen kannst. Werfe ruhig einmal einen Blick auf die Maßgaben, welche die DGE (Deutsche Gesellschaft für Ernährung) zu diesem Thema aufgestellt hat. Demnach sollte die Ernährung 45 Prozent Kohlenhydrate enthalten bei gelegentlichen Sport- und sportlichen Freizeitaktivitäten. Der Proteinanteil liegt bei 25 Prozent und der Anteil an ungesättigten Fettsäuren beziehungsweise dem Fettanteil bei 30 Prozent.

Bodybuilder, Wettkampfsportler und Marathonläufer brauchen eine andere Verteilung. Bei Ihnen besteht die Ernährung zu 60 Prozent aus Kohlenhydraten. Kraftsportler benötigen für den Muskelaufbau mehr Proteine. Rechne für jedes Kilogramm deines Körpergewichts 1,4 bis 1,6 g Proteine, um die richtige Eiweißmenge zu ermitteln.

Fitness-Ernährung – mehr Power und Ausdauerkraft erlangen

Damit du genug Power und Ausdauerkraft erlangst, muss deine Ernährung gesund und ausgewogen sein. Sie ist der Kraftstoff für den Körper, aus der sich der Stoffwechsel die lebenswichtigen Nährstoffe herausholt, die er für die Energiegewinnung benötigt. Ist keine optimale Versorgung mit Proteinen, Kohlenhydraten und Fetten vorhanden, gibt es auch nicht genug Energie, auf die der Körper während intensiven Trainingseinheiten zurückgreifen kann. Darum sieht die Ernährung vor dem Training auch anders aus als nach dem Training.

Darum gibst du vor dem Training, dem sogenannten Pre-Workout, dem Körper genug Kohlenhydrate, auf die er während der Trainingsphase in verstoffwechselter Form zurückgreifen kann, weil er diese in den Speichern abgelegt hat. Gute Kohlenhydratquellen sind beispielsweise Haferflocken, Kartoffeln und Reis. Die Kohlenhydrate darin sind gute Energieträger und stellen dir die nötige Kraft bereit, um schwere Eisen zu stemmen und hohe Belastungen durchzustehen. Wenn diese Energiereserven verbraucht sind, spürst du direkt einen Kraftverlust und Erschöpfung. Um länger Energie bereitstellen zu können, kannst du auch während dem Training Kohlenhydrate zuführen. Sie sorgen dafür, dass die Speicher wieder aufgefüllt werden und du länger trainieren kannst.

Dein neuer Ernährungsplan sollte sich nicht nur mit der optimalen Stückelung von Kohlenhydraten, Eiweiß, Nährstoffen, Vitaminen und Fetten beschränken. Überlege dir, wann du die köstlichen Mahlzeiten isst und nutze Speisen mit guten, langkettigen Kohlenhydraten. Sie findest du in Nudeln aus Hartweizen und in Nahrungsmitteln mit Mehrfachzucker. Damit erreichst du, dass der Blutzucker nur gemächlich ansteigt und sich in einem gesunden Niveau bewegt, da die Verstoffwechselung und Verdauung länger braucht als bei Einfachzucker, der direkt ins Blut geht.

Genauso sollten auf deinem neuen Ernährungsplan Vollkornprodukte, bissfestes Gemüse, Getreideflocken, Basmati Reis, Parboiled Reis, Nüsse und Trockenobst stehen. Nicht auf den Speiseplan gehören industriell verarbeitete Lebensmittel, zuckerhaltige Getränke, Süßigkeiten und Lebensmittel mit leeren Kohlenhydraten.

Damit du am nächsten Tag genug Energie für die intensive Trainingseinheit hast, füllst du bereits mit der abendlichen Mahlzeit die Glykogenspeicher auf. Trainingsgerechte Mahlzeiten sind beispielsweise Reis- und Nudelgerichte mit Gemüse. Die letzte große Mahlzeit isst du nicht direkt vor dem Training, sondern zwei oder drei Stunden davor. Damit hat der Körper genug Zeit für die

Verstoffwechselung und kann sich anschließend auf das intensive Training konzentrieren.

Direkt vor der Trainingseinheit kann ein Protein-Shake getrunken werden. Er ist leicht verdaulich und liefert wichtiges Eiweiß für den Muskelaufbau. Mit gut gefüllten Glykogenspeichern brauchst du während des Trainings keine Verpflegung. Steckst du aber in einem Wettkampf, wo über mehrere Stunden Energie bereitgestellt werden muss, kannst du Energieriegel oder eine Banane essen. Experten empfehlen, dass du im Zeitabstand von 20 bis 30 Minuten zwischen 30 und 60 Gramm Kohlenhydrate zu dir nehmen solltest.

Bei intensiven Trainingseinheiten darfst du das Trinken nicht vergessen. Durch Schwitzen stellt sich nämlich ein Mineralstoffverlust ein, den du mit Wasser unmittelbar wieder ausgleichen kannst. Leere Kohlenhydratspeicher lassen sich mit Fruchtsäften und einer Banane schnell wieder auffüllen. Zudem lieferst du dem Körper Kalium, das er für die Speicherung von Glykogen dringend braucht. Die Mahlzeit nach dem Training enthält gute Kohlenhydrate, wenig Fett und ist leicht verdaulich.

Achte darauf, dass du den Körper mit ausreichend Eiweiß versorgst. Damit gibst du ihn den wichtigen Stoff, um Muskeln aufzubauen und zu erhalten. Hochwertige Eiweißquellen sind Fisch, Fleisch, Geflügel, Hülsenfrüchte und Milchprodukte, mit denen du den Tagesbedarf decken kannst. Gibst du dem Körper die benötigte Menge, brauchst du kein Proteinpulver.

Während der Regenerationsphase richtig ernähren

Vor dem Training hat der Organismus für die anstehende Belastung durch intensives Training wichtige Kohlenhydrate erhalten. Nach dem Training braucht der Körper Speisen, welche die leeren Glykogenspeicher wieder auffüllen. Wie sieht denn der Ernährungsplan an trainingsfreien Tagen aus? In der trainingsfreien Zeit braucht dein Körper auch Energie. Diese holt sich der Organismus aus kurzkettigen Kohlenhydraten und Proteinen. Sie unterstützen das Wachstum der Muskulatur, den Erhalt und wirken Verletzungen entgegen. Die enthaltenen Aminosäuren schließen Risse in den Muskelfasern, wodurch eine schnellere Heilung erfolgt. Optimale Lebensmittel in der Regenerationsphase sind folgende.

- **Beeren** enthalten Antioxidantien, die gegen freie Radikale wirken, die Zellschäden hervorrufen können. So wirkst du nach extremer Muskelbelastung Schmerzen, Muskelentzündungen und Muskelkater entgegen, die dich außer Gefecht setzen können.

- **Nüsse** enthalten eine einzigartige Kombination aus hochwertigen Omega Fettsäuren und Vitamin E. Dadurch hat der Verzehr eine unterstützende und reparierende Wirkungsweise, wenn Muskelschäden aufgetreten sind. Tolle Helfer für die Fettverbrennung sind Omega Fettsäuren, die bei einer guten, durchdachten Ernährungsweise nicht fehlen dürfen.
- **Haferflocken** liefern durch die Kohlenhydrate jede Menge Energie und sind daher das ideale Fitnessfrühstück. Außerdem enthalten sie essenziell wichtige Mineralstoffe, die sich positiv auf die Regeneration auswirken.
- **Gemüse** enthält viele Ballaststoffe und Vitamine und gehören unbedingt auf den Ernährungsplan. Grüne Gemüsesorten sind nicht nur die besten Nährstofflieferanten, sondern enthalten zudem wichtige Vitamine und Eisen. Spinat ist ein idealer Eisenlieferant und Paprika enthält viel Vitamin C. Aus vielen Gemüsesorten kannst du dir köstliche Smoothies herstellen, die dir alle wichtigen Nährstoffe liefern.
- **Fleisch** sollte auch bei einer gesunden und ausgewogenen Fitness-Ernährung auf den Tisch. Rindfleisch und Geflügel enthalten viele Aminosäuren und Vitamin A. Vitamin D produziert der Körper nicht selbst, sodass du es mit der Nahrung zuführen musst.
- **See- und Süßwasserfische** wie Lachs und Thunfisch sind voll von hochwertigen Proteinen, die der Organismus leicht verdauen kann. Darüber hinaus liefert Fisch wertvolle Vitamine, Mineralstoffe, Jod und gesunde Omega-3-Fettsäuren.

Supplemente kannst du zur Unterstützung des Muskelaufbaus einsetzen. Eine interessante Eiweißquelle ist ***Whey Protein,*** weil du mit einem Shake nach dem Training essenzielle Aminosäuren bekommst, die für das Muskelwachstum benötigt werden. Als Erstversorgung nach einer intensiven Trainingseinheit ist Whey Protein ideal, um den Mehrbedarf zu decken. 100 Gramm hochwertiges Proteinpulver enthält 97 Gramm Whey Protein. Bedenke aber, dass der Körper zu viel Eiweiß nicht aufnehmen kann. Es wird einfach ausgeschieden und hat damit keinen Mehrwert. Ernährst du dich bereits proteinreich, brauchst du keine zusätzlichen Proteine.

Creatin dient beim Muskelaufbau als Booster und wird hauptsächlich zur Leistungssteigerung eingesetzt. Als Nahrungsergänzungsmittel verwendet, kann es die körpereigene Produktion reduzieren. Darum ist der Einsatz des Supplements umstritten. Die angebotenen Produkte weisen zudem große Qualitätsunterschiede auf und versprechen, dass du die Leistung um 10 bis 15 Prozent steigern kannst. Bedenke immer, dass die körpereigene Synthese mehr als die Hälfte selber abdeckt. Die fehlende Menge kannst du über eine gesunde, ausgewogene Ernährung dem Körper zuführen. Darum brauchst du grundsätzlich kein Creatin, wenn die Ernährung stimmig ist.

BCAAs sind essenzielle (verzweikettigte) Aminosäuren. Angeboten werden sie als Präparate für den Muskelaufbau. Enthalten sind Isoleucin, Leucin und Valin, deren Wirkung auf den Muskelaufbau nicht nachgewiesen ist. Bevor du zu Muskelaufbaupräparaten greifst, sorge lieber dafür, dass du BDAAs in natürlicher Form dem Körper bereitstellt. Die Aminos findest du in Milchprodukten wie Quark und in Fisch und kannst damit sehr gut den Bedarf abdecken.

Genauso sinnfrei ist die Einnahme von 20 verschiedenen Pillen, die den Muskelaufbau fördern sollen. Das verspicht zumindest die Werbung. Beweise gibt es dafür aber nicht. Grundsätzlich brauchst du keine Nahrungsergänzungsmittel, wenn deine Ernährungsweise alle wichtigen Nährstoffe, Proteine, Aminos, essenzielle Fettsäuren, Mineralstoffe und Vitamine enthält. Damit erreichst du einen tollen Muskelaufbau, eine schöne Definition des Körpers und gesunde Fitness.

Die richtige Motivation und Einstellung für Muskelaufbau und eine gesunde Ernährung

Jeden Morgen, wenn du dich im Spiegel betrachtest und im Kleiderschrank nach etwas zum Anziehen schaust, fasst du den Entschluss, dass du deine Lebensweise ändern musst. Es haben sich unschöne Pölsterchen am Bauch gebildet, die du selbst mit coolen maskulinen Klamotten nicht mehr kaschieren kannst. Deine Arme sind zu dünn, der Bauch zu groß und die Schultern zu schmal. Deine Proportionen sind aus den Fugen geraten.

Um dich wieder in deinem Körper wohlzufühlen, musst du einen Neustart wagen, Ziele setzen, die Ernährung umstellen und intensiv Trainieren, um den Körper in Form zu bringen und zu definieren. Hast du den Entschluss gefasst, bist du hoch motiviert. Du spürst bereits nach kurzer Zeit der Ernährungsumstellungen erste Veränderungen, weil du genauer darauf schaust, was du isst und regelmäßig trainieren gehst.

Vielleicht ernährst du dich Low Carb, zuckerfrei oder High Fett/Low (no) Carb, nutzt Intervallfasten, eine Crash-Diät oder du führst sogar eine Fastenkur durch. Im ersten Moment werden sich schöne Erfolge einstellen, die du genau auf deiner Waage sehen kannst. Diese Differenz entsteht dadurch, weil du zuerst Wasser verlierst, das sich im Gewebe angesammelt hat.

Effektiver Muskelaufbau, mehr Fitness und eine definierte Körperform bekommst du nur mit einer Umstellung der Ernährungsweise und intensiven Training. Sich Gedanken darüber zu machen, auf was du bei einer gesunden, veränderten Ernährungsweise verzichten musst, ist kein guter Grundsatz.

Konzentriere dich lieber darauf, was du mit der Ernährungsumstellung und Sport alles erreichen kannst. Die erste Hürde, die deiner Motivation einen Dämpfer gibt, hast du damit im Griff. Entwickle eine positive Denkweise. Indem du dich mit dem Vorhaben auseinandersetzt, wirst du ganz automatisch genauer bei den Lebensmitteln schauen und mehr Zeit in den Einkauf und die Zubereitung von köstlichen Fitnessgerichten investieren. Du kochst frische Nahrungsmittel und weißt, dass du damit dem Körper alle wichtigen Nährstoffe gibst.

Du gehst regelmäßig in Fitnessstudio, hast einen gut durchdachten Trainingsplan für den Muskelaufbau und absolvierst regelmäßig deine Trainingseinheiten. Du siehst, wie sich der Körper verändert, Muskeln sichtbar werden und wie du leistungsfähiger wirst. Du fühlst die besser, bist fitter, agiler und energiegeladener. Du hast es geschafft, allen Widrigkeiten die Stirn zu bieten und dabeizubleiben.

Natürlich gibt es Rückschläge und Stagnation. Das ist ganz normal und gehört dazu. Doch davon solltest du dich nicht von deinem Weg abbringen lassen. Halte auch in schwierigen Situationen an deinem Fitnessziel fest und nutze Belohnungen, wenn die Motivation schwindet.

Um motiviert und diszipliniert zu bleiben, unterteile das Hauptziel in kleinere Etappenziele, die du in einem festgelegten Zeitraum umsetzen kannst. Räume etwas Karenzzeit ein, damit du dich nicht allzu sehr unter Druck setzt. Hast du ein Ziel erreicht, belohne dich beispielsweise mit einem Kinobesuch, einem Saunagang, einer Massage oder anderen Dingen, die du gerne magst. Zeige dir mit der Belohnung, dass du sehr stolz darüber bist, was du bisher schon erreicht hast. Das gibt neuen Ansporn und der Motivation einen schönen Schub, um dich der nächsten Hürde zu stellen.

Vielleicht hast du einen Freund oder Kumpel, der auch Muskeln aufbauen und den Körper neu definieren möchte. Ein Sparringspartner ist ein guter Motivator, wenn du selber gerade ein Motivationstief hast. So gelingt es am Ball zu bleiben. Führe ein Trainings- und Ernährungstagebuch, um dir deine Erfolge immer wieder vor Augen zu führen. Die bereits erreichten Ziele kannst du immer abrufen und sehen, welche Fortschritte du gemacht hast.

Auch deine Gesundheit wird sich deutlich verändern. Denn dein Organismus muss mit einer gesunden Fitnessernährung nicht mehr auf Hochtouren arbeiten, um alle die Schlacken und Giftstoffe zu verstoffwechseln und auszuleiten. Du gibst dem Körper genau die richtige Dosis an Nähstoffen, die benötigt werden, um den Körper gesund zu erhalten.

Gesunde Ernährung ist weder langweilig, noch wenig schmackhaft. Du wirst feststellen, dass sich plötzlich Geschmäcker einstellen, die vorher von Gewürzen und weitern Inhaltsstoffen überdeckt wurden. Durch die eigene Zubereitung von Speisen, weißt du genau, was darin ist und du erlebst ein absolut natürliches Geschmackserlebnis. Du wirst Freude daran erlangen, in der Küche zu stehen und für dich oder auch für deine Freunde gesund und ausgewogen zu kochen.

Bei den nachfolgenden Rezepten bekommst du gleich alle wichtigen Informationen wie Kalorien-, Eiweiß-, Kohlenhydrat- und Fettgehalt mitgeliefert, damit du deinen täglichen Gesamtbedarf optimal deckst und eine gute Energiebilanz vorweist. Probiere die unterschiedlichen Gerichte aus und genieße die Vielfalt, die dir eine ausgewogene Ernährung bietet. Die gesetzten Ziele wirst du bestimmt erreichen und dich wieder rundum wohlfühlen.

Hinweise

Einteilung der Rezepte

Um dir einen besseren Überblick zu verschaffen, wurden die Rezepte je nach Zutaten in verschiedene Kategorien unterteilt und mit einem Logo versehen. Diese sehen wie folgt aus:

Fleisch **Fisch** **Vegetarisch** **Vegan**

Nährwerte

Um dir so genaue Werte wie möglich liefern zu können, wurden alle Nährwerte der Rezepte mit einem Nährwertrechner berechnet. Wir waren bestrebt, Mittelwerte der verschiedenen Zutaten zu erfassen. Es können jedoch durch unterschiedliche Nährstoffrechner und Nährwertangaben Abweichungen auftreten.

Bilder

Wir verfolgen die Strategie, dass wir unser Fitness Kochbuch möglichst vielen Leuten zu einem erschwinglichen Preis zur Verfügung stellen möchten. Daher ist es uns leider nicht möglich, das Buch in diesen Preissegment in Farbdruck herstellen zu lassen. Da Bilder von Gerichten in schwarz/weiss aber nicht denselben Effekt haben, haben wir uns dazu entschlossen, den Fokus lieber auf eine schöne Menu Gestaltung zu legen. Wir hoffen, dass wir dir mit unseren kreativen Rezeptideen trotzdem eine Freude bereiten und dich für eine gesunde und ausgewogene Ernährung motivieren können.

Frühstücke

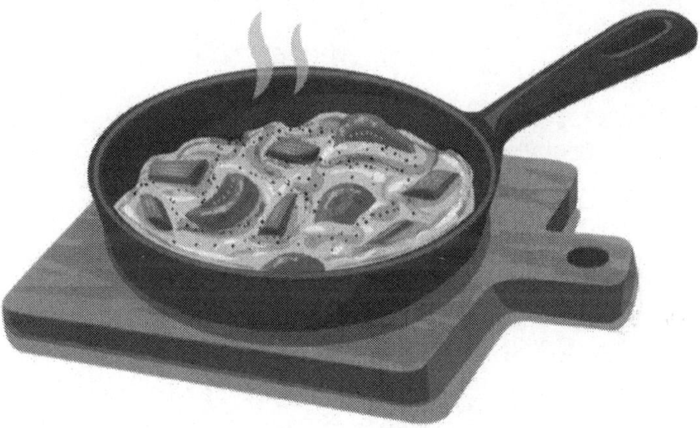

Champignons-Feta-Spinat-Omelet

Energie	Kohlenhydrate	Fette	Proteine
530 kcal	25 g	32 g	34 g

Zutaten

- 40 g Baby-Spinat
- 100 g Champignons
- 1 TL Rapsöl
- 3 Eier
- 30 g Fetakäse
- 1 Scheibe (50 g) Vollkornbrot
- Salz
- Pfeffer

Zubereitung

1) Champignons putzen, in dünne Scheiben schneiden und im heißen Öl anschwitzen.
2) Spinatblätter waschen, trocken schütteln. Mit den Pilzen kurz andünsten.
3) Eier mit etwas Salz und Pfeffer schaumig schlagen. Dann über dem Gemüse verteilen.
4) Fetakäse in die Eimasse bröseln.
5) Eier stocken lassen.
6) Omelett mit der knusprigen Toastbrotscheibe servieren.

Portion	Zubereitungszeit	Schwierigkeitsgrad
1	10 min	Leicht

Mexican Eggs – Spiegeleier mit Avocado und Salsa

Energie	Kohlenhydrate	Fette	Proteine
482 kcal	20 g	34 g	20 g

Zutaten

- 2 Knoblauchzehen
- 1 Zwiebel
- 1 Paprika
- 2 Tomaten
- 1 grüne Chilischote
- 1 EL Kokosöl
- 100 ml Gemüsebrühe
- 4 Eier
- 1 Avocado
- Saft einer Limette
- 1TL Salz
- ¼ TL Pfeffer
- ½ TL Cayennepfeffer
- 5 g frischen Koriander

Zubereitung

1) Knoblauchzehen und Zwiebel schälen, fein hacken. Chilischote ebenfalls fein zerkleinern.
2) Paprika und Tomaten putzen, waschen, in Würfel schneiden.
3) Öl langsam erwärmen. Zwiebelwürfel anschwitzen. Knoblauch und Paprika zufügen. Unter ständigem Rühren etwa 4 Minuten mitbraten.
4) Tomaten und Chili einrühren. 2 Minuten weiter garen.
5) Mit der Gemüsebrühe ablöschen. Aufkochen lassen.
6) Bei geringer Temperatur etwa 10 Minuten zur Salsa reduzieren lassen.
7) Avocado halbieren, entkernen, Fruchtfleisch aus der Schale lösen und in Scheiben schneiden. Damit es seine Farbe behält, mit dem Limettensaft beträufeln.
8) Spiegeleier braten.
9) Diese würzen und mit Koriander bestreuen, mit den Avocadoscheiben und der Salsa anrichten.

Portion	Zubereitungszeit	Schwierigkeitsgrad
2	20 min	Leicht

Protein-Waffeln (Low Carb)

Energie	Kohlenhydrate	Fette	Proteine
876 kcal	11 g	59 g	75 g

Zutaten

- 60 g Butter
- 100 g Quark 20 %
- 4 Eier
- 6 EL Whey Proteinpulver Vanille
- 2 EL Öl

Zubereitung

1) Butter erhitzen, aber nicht bräunen.
2) Butter wieder abkühlen lassen. Sie soll aber noch flüssig sein.
3) Eier schaumig aufschlagen.
4) Butter, Quark, Proteinpulver und Öl zufügen und zu einem glatten fluffigen Teig aufschlagen.
5) Waffeleisen erhitzen.
6) Mit etwas Öl einstreichen.
7) Eine Schöpfkelle Teig in das heiße Waffeleisen geben und etwa 3 bis 4 Minuten backen.
8) Mit dem restlichen Teig ebenso verfahren.

TIPP: Die Waffeln selbst schmecken relativ neutral. Sie können süß mit z.B. Quark und Beeren oder deftig mit z.B. Frischkäse und Räucherlachs kombiniert werden.

Portion	Zubereitungszeit	Schwierigkeitsgrad
2	25 min	Leicht

Eiweißreicher French Toast

Energie	Kohlenhydrate	Fette	Proteine
347 kcal	25 g	18 g	21 g

Zutaten

- 4 Scheiben (100 g) Vollkorntoast
- 2 Eier
- 50 ml Milch
- 25 g Whey Proteinpulver Vanille
- 2 TL Kokosöl

Zubereitung

1) Toastscheiben knusprig toasten.
2) Eier auf einem Teller verquirlen. Milch und Eiweißpulver klümpchenfrei einrühren.
3) Toastbrotscheiben darin vollständig einweichen und im heißen Kokosöl rundum goldbraun anbraten.

TIPP: Beilagen je nach Wunsch zum French Toast genießen.

Portion	Zubereitungszeit	Schwierigkeitsgrad
2	10 min	Leicht

Heidelbeer-Soja-Haferbrei

Energie	Kohlenhydrate	Fette	Proteine
305 kcal	39 g	7 g	14 g

Zutaten

- 50 g zarte Haferflocken
- 120 ml Sojamilch
- 125 g frische Heidelbeeren
- 1 TL Chia-Samen

Zubereitung

1) Sojamilch zum Kochen bringen.
2) Haferflocken einrühren. Etwa 5 Minuten bei reduzierter Hitze kochen.
3) Sollte die Masse zu fest werden, etwas Wasser zugießen.
4) Haferbrei vom Herd nehmen.
5) Chiasamen einrühren. 5 Minuten ruhen lassen.
6) Heidelbeeren putzen und waschen. Dann unter den Haferbrei ziehen.

Vegan

Portion	Zubereitungszeit	Schwierigkeitsgrad
1	12 min	Leicht

Apfel-Nuss-Haferbrei

Energie	Kohlenhydrate	Fette	Proteine
407 kcal	54 g	14 g	11 g

Zutaten

- 30 g Haferflocken
- 120 ml Milch
- 1 Schuss Wasser
- 1 Prise Zimt
- 1 TL Honig
- 1 Apfel
- 15 g gehackte Walnusskerne
- 2 EL Granatapfel

Zubereitung

1) Aus den Haferflocken, der Milch, dem Zimt und dem Honig unter ständigem Rühren einen Brei kochen. Vorsicht – der Brei brennt sehr schnell an!
2) Je nach gewünschter Konsistenz etwas Wasser zugießen.
3) Apfel waschen, schälen, fein raspeln.
4) Apfelfruchtfleisch unter den Haferbrei ziehen.
5) Mit gehackten Walnusskernen und den Granatapfelkernen bestreuen und servieren.

Portion	Zubereitungszeit	Schwierigkeitsgrad
1	5 min	Leicht

Hüttenkäse mit nussigem Obstsalat

Energie	Kohlenhydrate	Fette	Proteine
640 kcal	77 g	21 g	25 g

Zutaten

- 100 g Hüttenkäse
- 3 EL Haferflocken
- 1 Banane
- 100 g Mango-Fruchtfleisch
- 1 Orange
- 1 EL Kürbiskerne
- 1 EL gehackte Walnüsse

Zubereitung

1) Obst waschen, putzen und in die gewünschte Größe zerkleinern. Orangensaft auffüllen.
2) Sämtliches Obst mit dem Orangensaft marinieren, damit es nicht dunkel wird.
3) Hüttenkäse und Haferflocken mischen. In ein Dessertschälchen füllen.
4) Obstsalat auf den Hüttenkäse verteilen.
5) Mit den Kürbiskernen und den Walnüssen bestreuen.

Portion	Zubereitungszeit	Schwierigkeitsgrad
1	15 min	Leicht

Tomaten-Kresse-Spiegelei-Brot

Energie	Kohlenhydrate	Fette	Proteine
753 kcal	43 g	44 g	40 g

Zutaten

- ½ Zwiebel
- 1 Tomate
- 1 TL Butter
- 2 Eier
- 2 Scheiben (50 g) Roggen-Vollkornbrot
- 2 Scheiben Goudakäse
- Salz
- Pfeffer
- 1 EL Kresse

Zubereitung

1) Zwiebel schälen. Tomate putzen und waschen.
2) Beides fein würfeln und in der heißen Butter andünsten.
3) Eier getrennt über die Tomaten-Zwiebel-Würfel aufschlagen.
4) Nach Wunsch wenden und die Spiegeleier beidseitig anbraten.
5) Brotscheiben nebeneinander auf einen Teller legen.
6) Jeweils ein Tomaten-Spiegelei auf eine Brotscheibe geben.
7) Spiegeleier mit den Gewürzen bestreuen, mit einer Käsescheibe belegen und mit der frisch gehackten Kresse bestreuen.

Portion	Zubereitungszeit	Schwierigkeitsgrad
1	10 min	Leicht

RühREI mit Räucherlachs

Energie	Kohlenhydrate	Fette	Proteine
403 kcal	23 g	23 g	25 g

Zutaten

- 30 g Räucherlachs
- 2 Eier
- 20 ml Milch
- 1 TL Rapsöl
- 1 Scheibe (50 g) Vollkornbrot
- 1 TL Schnittlauchröllchen
- Salz
- Pfeffer

Zubereitung

1) Räucherlachs in Streifen schneiden.
2) Eier, Milch, Salz und Pfeffer schaumig aufschlagen.
3) Eimasse ins heiße Öl gleiten lassen.
4) Räucherlachsstreifen darauf verteilen.
5) Bei geringer Hitze unter vorsichtigem Rühren stocken lassen.
6) Lachs-Rührei auf das Brot geben.
7) Mit den Schnittlauchröllchen dekorieren.

Portion	Zubereitungszeit	Schwierigkeitsgrad
1	12 min	Leicht

Gemüse-Rührei mit Joghurt und Pita-Taschen

Energie	Kohlenhydrate	Fette	Proteine
462 kcal	53 g	14 g	26 g

Zutaten

- 1 Paprikaschote
- 1 Aubergine
- 4 Eier
- 2 Pita-Taschen
- 2 EL Naturjoghurt
- Paprikapulver
- Salz
- Pfeffer
- 1 EL gehackter Koriander

Zubereitung

1) Paprika und Aubergine putzen, waschen und fein würfeln.
2) Pita Brote im Toaster oder Backofen etwas antoasten.
3) Gemüsewürfel im heißen Öl etwa 7 Minuten bei geringer Hitze weich garen. Salzen und pfeffern.
4) Eier mit den Gewürzen schaumig aufschlagen, über dem Gemüse verteilen und unter ständigem Rühren stocken lassen.
5) Naturjoghurt würzen.
6) Gemüse-Rührei nachwürzen, mit Koriander bestreuen und mit dem Naturjoghurt und den Pita-Taschen genießen.

Portion	Zubereitungszeit	Schwierigkeitsgrad
2	10 min	Mittel

Smoothies

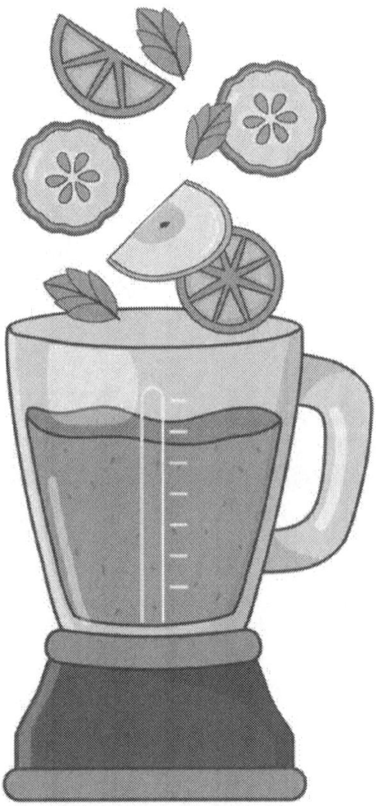

Das Post-Workout Gainer Monster

Energie	Kohlenhydrate	Fette	Proteine
973 kcal	89 g	44 g	41 g

Zutaten

- 2 Tassen Wasser
- 1 gefrorene Banane
- 80 g Haferflocken
- 1 EL Leinsamen
- 1 Avocado
- 30 g Schockoladen Whey
- 3 Eiswürfel

Zubereitung

1) Alle Zutaten in den Mixer geben, mixen und servieren.

TIPP: Dieser Smoothie eignet sich perfekt für Leute, die Probleme haben, an Gewicht zuzulegen und Masse aufzubauen. Lass dich nicht von der Avocado abschrecken, diese verleiht dem Ganzen eine schöne cremige Textur.

Portion	Zubereitungszeit	Schwierigkeitsgrad
1	5 min	Leicht

Altbewährter Haferflocken-Smoothie

Energie	Kohlenhydrate	Fette	Proteine
587 kcal	48 g	24 g	37 g

Zutaten

- 30 g Haferflocken
- ½ gefrorene Banane
- 250 ml Mandelmilch Vanille
- 30 g Vanille Whey
- 1 EL Erdnussbutter
- 1 Prise Zimt
- 3 Eiswürfel

Zubereitung

1) Alle Zutaten in den Mixer geben, mixen und geniessen.

Portion	Zubereitungszeit	Schwierigkeitsgrad
1	5 min	Leicht

Power Hour Shake

Energie	Kohlenhydrate	Fette	Proteine
509 kcal	48 g	10 g	47 g

Zutaten

- 250 ml Vanille Mandelmilch
- ½ gefrorene Banane
- 50 g gefrorene Blaubeeren
- 25 g PB2 pulverisierte Erdnussbutter
- 25 g Weight Gainer
- 30 g Whey Protein (Geschmack nach Wahl)

Zubereitung

1) Alle Zutaten in den Mixer geben, mixen und geniessen.

Portion	Zubereitungszeit	Schwierigkeitsgrad
1	5 min	Leicht

Erfrischender Beeren-Shake

Energie	Kohlenhydrate	Fette	Proteine
315 kcal	28 g	2 g	41 g

Zutaten

- 200 ml Kokoswasser
- 100 g frischer oder gefrorener Beerenmix (Erdbeeren, Himbeeren, Blaubeeren, etc.)
- 100 ml fettfreier griechischer Joghurt
- 30 g Erdbeeren Whey
- 3 Eiswürfel

Zubereitung

1) Alle Zutaten in den Mixer geben, mixen, geniessen.

Portion	Zubereitungszeit	Schwierigkeitsgrad
1	5 min	Leicht

Vegane Kürbis-Smoothie-Bowl

Energie	Kohlenhydrate	Fette	Proteine
801 kcal	115 g	17 g	39 g

Zutaten

- 200 g Hokkaido Kürbis
- 2 Bananen
- 100 ml Hafermilch
- 30 g Vegan Protein
- 25 g Pekannüsse
- 25 g Chiasamen
- 25 g Kürbiskerne
- 25 g Gojibeeren

Zubereitung

1) Den Kürbis entkernen und in Würfel schneiden.
2) Kürbiswürfel in kochendes Wasser geben und bei mittlerer Hitze und mit geschlossenem Deckel 10-15 Minuten garen.
3) Geschälte Bananen in Stücke schneiden. Diese mit den Kürbiswürfeln, Whey und etwas Stevia in den Mixer geben.
4) Masse servieren und mit den restlichen Zutaten garnieren.

TIPP: Den Smoothie in einer schön angerichteten Schale servieren und mit dem Löffel geniessen. Der Vitalstoff-, Ballaststoff- und Nährstoffreichtum des Kürbisses machen ihn zu einem wahren Wunderfood, der auf Entzündungen und Depressionen lindernd wirkt.

Vegan

Portion	Zubereitungszeit	Schwierigkeitsgrad
1	5 min	Leicht

Kokos-Avocado-Bowl

Energie	Kohlenhydrate	Fette	Proteine
264 kcal	14 g	15 g	16 g

Zutaten

- ½ Avocado
- 1 gefrorene Banane
- 1 EL Kokosflocken
- 30 g Vegan Protein
- 2.5 dl Sojamilch

Zubereitung

1) Alle Zutaten in den Mixer geben, mixen, bis eine gleichmässige cremige Masse entsteht.

TIPP: Je nach Belieben kann die Bowl mit Honigmelone, Feigen oder Granola garniert werden.

Vegan

Portion	Zubereitungszeit	Schwierigkeitsgrad
2	7 min	Leicht

Green Power Smoothie

Energie	Kohlenhydrate	Fette	Proteine
409 kcal	25 g	20 g	25 g

Zutaten

- 2 Blätter Grünkohl
- ½ Avocado
- ½ grüne Cocktailtomate
- 2 Scheiben Ananas
- 3 Erdbeeren
- ¼ Gurke
- 1 Zweig frische Minze
- 1 Limette
- 30 g Vegan Protein
- 1.5 dl Wasser
- 3 Eiswürfel

Zubereitung

1) Alle Zutaten in den Mixer geben, mixen, et voila.

Vegan	Portion	Zubereitungszeit	Schwierigkeitsgrad
	1	5 min	Leicht

Mango-Kiwi Smoothie Bowl

Energie	Kohlenhydrate	Fette	Proteine
357 kcal	55 g	6 g	17 g

Zutaten

- ½ Mango
- ¼ gelbe Paprikaschote
- ½ Zitrone
- 0.5 dl Orangensaft
- 1 Kiwi
- 1 TL Pistazienkerne (10g)
- 1 TL Leinsamen (10g)
- 1 EL Cranberrys (30g)
- 30 g Vegan Protein

Zubereitung

1) Mango schälen, vom Stein trennen und in kleine Würfel schneiden.
2) Die Paprikaschoten waschen und in kleine Stücke schneiden.
3) Zitrone halbieren und den Saft auspressen.
4) All diese Zutaten und den Orangensaft in einem Mixer pürieren.
5) Für das Topping die Kiwis schälen und in Scheiben schneiden.
6) Die Pistazien klein hacken.
7) Kiwischeiben, Pistazien, Leinsamen und Cranberrys nun zum Dekorieren über die pürierte Masse geben.

Vegan

Portion	Zubereitungszeit	Schwierigkeitsgrad
2	10 min	Leicht

Schlankmacher Papaya-Maracuja-Smoothie

Energie	Kohlenhydrate	Fette	Proteine
261 kcal	26 g	3 g	28 g

Zutaten

- 1 kleine reife Papaya (ca 200 g)
- 50 g Maracuja
- 2 Stiele Minze
- 75 g Joghurt (1.5% Fett)
- 1.25 dl Wasser
- 30 g Vegan Protein
- 3 Eiswürfel

Zubereitung

1) Die Papaya schälen, halbieren und entkernen.
2) Vom Fruchtfleisch zwei schmale Scheiben aufbewahren und den Rest in Würfel schneiden.
3) Die Maracuja halbieren und das Fruchtfleisch mit einem Löffel entfernen.
4) Die Minze waschen, trocknen, Blätter abzupfen und ein paar beiseitelegen. Die restlichen Blätter grob hacken.
5) Alle Zutaten zusammenfügen und mit einem Mixer pürieren.
6) Mit Papayascheiben und Minzeblättchen garnieren.

Portion	Zubereitungszeit	Schwierigkeitsgrad
1	7 min	Leicht

Definitionsphase Möhren-Spinat-Cocktail

Energie	Kohlenhydrate	Fette	Proteine
90 kcal	7 g	6 g	3 g

Zutaten

- 1 Stiel glatte Petersilie
- ½ TL Öl
- 1 dl Möhrensaft
- 0.5 dl Selleriesaft
- 1 dl Spinatsaft
- 3 Eiswürfel

Zubereitung

1) Petersilie abspülen, trocknen, Blättchen entfernen und klein hacken. Diese auf einem Teller ausbreiten.
2) Den Gläserrand mit etwas Öl bestreichen und in die Petersilienblätter drücken.
3) Restliche Zutaten gut vermixen und vorsichtig in die vorbereiteten Gläser giessen.

TIPP: Der ideale Drink für die Strandfigur. Wer zudem eine Saftpresse zuhause rumstehen hat, kann die Säfte auch leicht selber pressen.

Vegan	Portion	Zubereitungszeit	Schwierigkeitsgrad
	1	5 min	Leicht

Vorspeisen

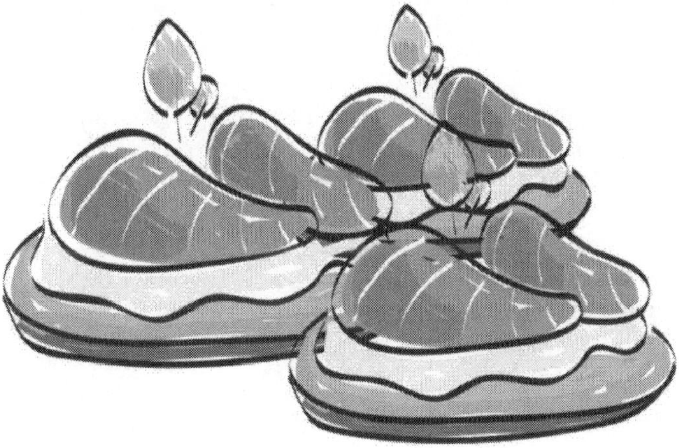

Feta-Serrano-Melonen-Schiffchen

Energie	Kohlenhydrate	Fette	Proteine
206 kcal	6 g	12 g	18 g

Zutaten

- 1 Handvoll (40 g) Rucola
- ½ Zuckermelone
- 180 g Serrano-Schinken
- 2 Feigen
- 100 g Feta
- 1 EL Balsamico-Creme
- Pfeffer

Zubereitung

1) Rucola waschen, trocken schütteln und als „Bett" auf einer Servierplatte drapieren.
2) Zuckermelone entkernen und in gleichmäßige Spalten schneiden.
3) Auf den Rucola stellen.
4) Die Melonenspalten mit dem Serrano-Schinken wellig belegen.
5) Die Feigen in Viertel oder Achtel schneiden. Auf der Servierplatte verteilen.
6) Fetakäse zerkleinern und darüber streuen.
7) Alles mit Pfeffer würzen und mit der Balsamico-Creme überziehen.

Portion	Zubereitungszeit	Schwierigkeitsgrad
4	10 min	Leicht

Zucchini-Röllchen mit Apfel-Lachs-Füllung

Energie	Kohlenhydrate	Fette	Proteine
344 kcal	12 g	19 g	31 g

Zutaten

- 400 g Räucherlachs
- ½ Bund Frühlingszwiebeln
- 1 Apfel
- 1 TL Honig
- 1 TL Senf
- 1 EL Limettensaft
- 1 mittelgroße Zucchini
- ½ EL Olivenöl
- ½ Bund Schnittlauch
- Salz
- Pfeffer

Zubereitung

1) Räucherlachs fein würfeln.
2) Frühlingszwiebel und Apfel schälen, putzen, in kleine Würfel schneiden.
3) Lachs, Zwiebeln, Äpfel, Honig, Senf, Limettensaft und Gewürze vorsichtig mischen. 10 Minuten ruhen lassen.
4) Zucchini waschen. Mit einem Sparschäler der Länge entlang dünne Scheiben schneiden.
5) Zucchinischeiben im heißen Öl auf jeder Seite kurz braten, salzen und pfeffern. Abkühlen lassen.
6) Zucchinischeiben nebeneinander auflegen.
7) Jeweils einen Esslöffel der Apfel-Lachs-Mischung an den unteren Rand einer Zucchinischeibe setzen.
8) Zucchinischeiben von unten nach oben aufrollen, mit einem Schnittlauch-Halm umwickeln und fixieren.
9) Zucchiniröllchen gekühlt servieren.

TIPP: Die Schnittlauchhalme lassen sie leichter biegen, wenn man sie vorher kurz in heißes Wasser eintaucht!

Portion	Zubereitungszeit	Schwierigkeitsgrad
3	30 min	Leicht

Back-Camembert mit Nuss-Crumble im Salatbett

Energie	Kohlenhydrate	Fette	Proteine
733 kcal	28 g	63 g	24 g

Zutaten

- 20 g gehackte Haselnüsse
- 40 g gemahlene Mandeln
- 1 EL Butter
- 2 Back-Camemberts (ofenfertig)
- 100 g Radieschen
- 50 g Mischsalat
- 20 g mittelscharfer Senf
- 50 g Preiselbeer-Gelee
- 1 EL Balsamico-Creme
- 2 EL Olivenöl
- 1 Prise Zucker
- Salz
- Pfeffer

Zubereitung

1) Haselnüsse, gemahlene Mandeln und kalte Butter miteinander verkneten. Nussmischung in einer heißen Pfanne rundum krümelig anbraten. Abkühlen lassen.
2) Backofen auf 220 °C vorheizen. Ein Backblech mit Backpapier auslegen.
3) Beide Camemberts im heißen Ofen etwa 6 bis 8 Minuten backen.
4) Radieschen putzen, waschen und in feine Scheiben schneiden.
5) Salatblätter waschen und trockenschleudern.
6) Aus Balsamico-Creme, Öl und Gewürzen ein Dressing herstellen. Mit den Radieschen und den Salatblättern mischen.
7) Salat auf zwei Tellern anrichten. Gebackenen Camemberts und Preiselbeer-Gelee daneben anrichten.
8) Teller mit dem Nuss-Crumble bestreuen.

TIPP: Der Nuss-Crumble lässt sich sehr gut vorbereiten.

Portion	Zubereitungszeit	Schwierigkeitsgrad
2	21 min	Leicht

Ziegenkäse-Feigen-Türmchen mit Sesam-Honig-Note

Energie	Kohlenhydrate	Fette	Proteine
237 kcal	22 g	13 g	9 g

Zutaten

- 2 Zweige Minze, fein gehackt
- 2 TL Sesam
- 2 EL flüssiger Honig
- 2 Feigen
- 80 g Ziegenkäserolle

Zubereitung

1) Backofen auf 200 °C vorheizen. Ein Backblech mit Backpapier auslegen.
2) Sesamsamen ohne Fettzugabe in einer beschichteten Pfanne braun anrösten. Beiseitestellen.
3) Minze, Sesam und Honig gründlich vermengen.
4) Jede Feige in 3 gleichmäßig dicke Scheiben schneiden.
5) Den Ziegenkäse in 4 gleich dicke Scheiben zerteilen.
6) Feigen- und Käsescheiben nebeneinander auf einem Backblech verteilen.
7) Die Käsescheiben mit der Sesam-Honig-Mischung bestreichen.
8) Blech in oberster Schiene in den heißen Ofen schieben. 3 Minuten backen.
9) Aus den Feigen- und Käsescheiben abwechselnd jeweils kleine Türmchen schichten.
10) Restliche Sesam-Honig-Mischung darauf verteilen und noch heiß servieren.

Portion	Zubereitungszeit	Schwierigkeitsgrad
2	8 min	Leicht

Tofu-Mango-Glasnudel-Salat

Energie	Kohlenhydrate	Fette	Proteine
213 kcal	19 g	11 g	9 g

Zutaten

- 50 g Glasnudeln
- 80 g Räuchertofu
- 1 Knoblauchzehe
- 1 cm frischen Ingwer
- ½ EL Rapsöl
- 5 EL Sojasauce
- 1 Möhre
- 2 Frühlingszwiebeln
- 100 g Mango-Fruchtfleisch
- 12 Zweige Koriander
- 50 g geröstete Erdnüsse
- 1 Prise Chiliflocken
- Salz
- Pfeffer

Zubereitung

1) Glasnudeln nach Anleitung kochen, abtropfen lassen.
2) Räuchertofu würfeln.
3) Knoblauch und Ingwer schälen, in kleine Würfel schneiden.
4) Tofuwürfel im heißen Öl rundum anbraten.
5) Knoblauch, Ingwer und Chiliflocken kurz mitbraten.
6) Sojasauce einrühren. Pfanne vom Herd nehmen.
7) Karotte schälen, in feine Stifte raspeln.
8) Frühlingszwiebeln putzen und in feine Ringe schneiden.
9) Mango-Fruchtfleisch ebenfalls fein zerkleinern.
10) Koriander fein hacken.
11) Alle Zutaten in einer Schüssel mischen.
12) Salat nochmals würzen.
13) Mit den gerösteten Erdnüssen bestreuen.

TIPP: Der Salat schmeckt sowohl kalt als auch warm sehr lecker!

Vegan

Portion	Zubereitungszeit	Schwierigkeitsgrad
4	13 min	Mittel

Pochierte Eier mit grünen Spargelstangen

Energie	Kohlenhydrate	Fette	Proteine
161 kcal	5 g	9 g	14 g

Zutaten

- 1 Liter Wasser
- 2 EL Essig
- 1 TL Salz
- 2 Eier
- Eiswasser
- 400 g frischen grünen Spargel
- 20 g Parmesan
- 1 Prise Salz
- 1 Prise Pfeffer

Zubereitung

1) Wasser, Essig und Salz zum Kochen bringen. Hitze dann soweit reduzieren, dass das Wasser immer noch am Sieden ist.
2) In der Zwischenzeit den Spargel zubereiten. Die Spargelstangen putzen, in ein Sieb geben und im Wasserdampf in einem zweiten Topf etwa 5 Minuten gar dünsten.
3) Eier jeweils in eine Tasse aufschlagen. Darauf achten, dass das Eigelb nicht kaputt geht.
4) Die Eier langsam aus der Tasse in das siedende Wasser fließen lassen.
5) 3-4 Minuten darin schwimmen lassen (= pochieren).
6) Eier mit einem Schaumsieb (=Schaumkelle mit Löchern) vorsichtig aus dem Essigwasser nehmen und zum Abschrecken in das Eiswasser geben.
7) Spargelstangen auf zwei Teller anrichten.
8) Das pochierte Ei auf den Spargel legen.
9) Mit Salz und Pfeffer würzen und mit frisch geriebenem Parmesan bestreuen.

TIPP: Eier pochieren benötigt etwas Übung – nicht aufgeben, falls es misslingt. Die Mühe lohnt sich auf jeden Fall!

Portion	Zubereitungszeit	Schwierigkeitsgrad
2	10 min	Leicht

Mediterraner Salat mit marinierten Avocado- und Orangenspalten

Energie	Kohlenhydrate	Fette	Proteine
665 kcal	26 g	57 g	6 g

Zutaten

- 2 Avocados
- 2 Orangen
- 3 EL Olivenöl
- 2 EL Apfelessig
- 1 EL Zitronensaft
- 1 Prise Chilipulver
- Salz
- Pfeffer

Zubereitung

1) Avocados halbieren, entkernen. Das Fruchtfleisch aus der Schale lösen und in Spalten schneiden.
2) Orangen schälen und mit einem Gemüsemesser die Filets auslösen. Orangensaft in einer Schüssel auffangen.
3) Aus Orangensaft, Öl, Apfelessig, Zitronensaft und den Gewürzen ein Dressing anrühren.
4) Avocado- und Orangenspalten vorsichtig darin marinieren.
5) Salat auf einem Teller anrichten.

Vegan

Portion	Zubereitungszeit	Schwierigkeitsgrad
2	10 min	Leicht

Garnelen mit Zwiebel-Pilz-Mix und Knusper-Bacon

Energie	Kohlenhydrate	Fette	Proteine
458 kcal	10 g	29 g	38 g

Zutaten

- 1 Zwiebel
- 120 g Champignons
- 200 g Baby-Spinat
- 6 Streifen Bacon
- 2 EL Pinienkerne
- 200 g Garnelen, küchenfertig
- ½ EL Olivenöl
- 3 EL Rotweinessig
- 1 EL Senf
- 2 hart gekochte Eier
- Salz
- Pfeffer

Zubereitung

1) Zwiebel schälen, in Ringe schneiden.
2) Pilze putzen und zerkleinern.
3) Spinatblätter waschen, abtropfen lassen.
4) Bacon-Streifen in einer Pfanne knusprig braten. Auf einem Küchenkrepp abkühlen lassen.
5) Zwiebeln, Champignons und Pinienkerne im heißen Bratfett rösten. Aus der Pfanne nehmen.
6) Garnelen kalt abspülen, salzen und pfeffern.
7) Garnelen evtl. unter Zugabe von etwas Öl bei geringer Hitze 3 bis 4 Minuten in der Pfanne rosa braten.
8) Rotweinessig und Senf verrühren. Garnelen darin einlegen.
9) Die hartgekochten Eier in Schieben schneiden.
10) Spinatblätter auf zwei Teller anrichten.
11) Gekochte Eier pellen und in Scheiben schneiden.
12) Zwiebel-Pilz-Pinienkern-Mischung, Garnelen, Eier und knusprige Bacon-Streifen auf dem Spinatbett verteilen.
13) Die restliche Essig-Senf-Sauce darüber verteilen.

Portion	Zubereitungszeit	Schwierigkeitsgrad
2	6 min	Mittel

Gratinierte Knusper-Tomaten

Energie	Kohlenhydrate	Fette	Proteine
110 kcal	12 g	3 g	6 g

Zutaten

- 4 Tomaten
- 1 Knoblauchzehe
- 1 EL Paniermehl
- 2 EL geriebenen Parmesan
- 1 EL Tomatenmark
- ½ Bund Schnittlauch
- Salz
- Pfeffer

Zubereitung

1) Backofen auf 200 °C vorheizen. Eine Auflaufform leicht einfetten.
2) Tomaten waschen, halbieren, etwas entkernen.
3) Mit der Öffnung nach oben in eine Auflaufform legen.
4) Tomaten mit Salz und Pfeffer bestreuen.
5) Knoblauch schälen und fein hacken.
6) Schnittlauch waschen, in feine Röllchen schneiden.
7) Knoblauch, Paniermehl, Parmesan, Tomatenmark, Schnittlauchröllchen mit einer Gabel gut vermengen. Mit Salz und Pfeffer abschmecken.
8) Die Tomatenhälften damit füllen und im heißen Ofen etwa 8 Minuten überbacken

Portion	Zubereitungszeit	Schwierigkeitsgrad
2	18 min	Leicht

Hähnchenspieße mit cremiger Erdnuss-Sauce

Energie	Kohlenhydrate	Fette	Proteine
216 kcal	10 g	9 g	22 g

Zutaten

- 300 g Hähnchenbrustfilet
- 1 cm frischer Ingwer
- 2 Stangen Zitronengras
- 100 ml helle Sojasauce
- 4 Knoblauchzehen
- Schale einer Zitrone
- 2 EL Apfelsaft
- 10 Korianderkörner
- 1 Sternanis
- 1 EL Butter
- 2 EL Erdnussbutter
- 200 ml stilles Wasser
- 1 EL Weißweinessig
- 2 EL Sahne
- Paprikapulver
- Salz
- Pfeffer

Zubereitung

1) Hähnchenbrustfilet waschen, von Fett und Sehnen befreien, mit einem Küchenkrepp trocken tupfen und in mundgerechte Würfel schneiden.
2) Gemüse putzen, waschen und zerkleinern.
3) Aus Ingwer, Zitronengras, Sojasauce, Knoblauch, Apfelsaft, Zitronenschale, Koriander und Sternanis eine Marinade für das Hähnchenbrustfilet anrühren.
4) Fleischwürfel darin etwa 4 Stunden marinieren.
5) Hähnchenfleischwürfel auf Holzstäben aufspießen und in der heißen Butter rundum anbraten.
6) Spieße aus der Pfanne nehmen und warmhalten.
7) Erdnussbutter in den heißen Bratensatz geben und unter Rühren schmelzen.
8) Restliche Marinade und Wasser zugießen.
9) Sauce mit Essig, Sahne und den Gewürzen abschmecken.
10) Spieße mit der Erdnusssauce servieren.

Portion	Zubereitungszeit	Schwierigkeitsgrad
4	15 min	Mittel

Suppen

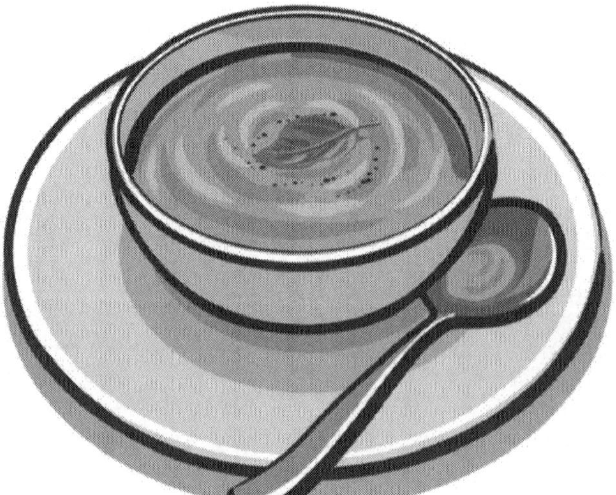

Schnelle Lauch-Käse-Suppe (vegetarisch)

Energie	Kohlenhydrate	Fette	Proteine
393 kcal	24 g	18 g	34 g

Zutaten

- 600 g Schmelzkäse light
- 2 EL Gemüsebrühe (Pulver)
- 1 Stange Lauch
- 1 Liter Milch

Zubereitung

1) Lauch putzen, waschen, der Länge nach halbieren und in feine Ringe schneiden.
2) Brühenpulver in das kochende Wasser einrühren.
3) Lauchringe darin etwa 5 Minuten weich garen.
4) Topf vom Herd nehmen.
5) Käse zufügen und unter Rühren schmelzen lassen.

Portion	Zubereitungszeit	Schwierigkeitsgrad
4	15 min	Leicht

Mexikanische Gemüsesuppe

Energie	Kohlenhydrate	Fette	Proteine
253 kcal	22 g	14 g	7 g

Zutaten

- 2 Zwiebeln
- 1 Knoblauchzehe
- 1 Chilischote
- 300 g Möhren
- 1 Avocado
- 1 Dose Mais
- 1 Dose Kidneybohnen
- 1 EL Öl
- 500 ml Gemüsebrühe
- 1 Dose gehackte Tomaten
- 3 EL Ketchup zuckerfrei
- Oregano
- Kümmel
- Salz
- Pfeffer
- frisch gehackte Petersilie

Zubereitung

1) Zwiebel und Knoblauchzehe schälen, in feine Würfel schneiden. Chilischote putzen, fein hacken.
2) Möhren schälen, der Länge nach halbieren, in dünne Scheiben schneiden.
3) Mais und Bohnen in ein Sieb geben, kalt abspülen und abtropfen lassen.
4) Avocado halbieren, Kern entfernen. Das Fruchtfleisch aus der Schale lösen und fein würfeln.
5) Zwiebeln, Knoblauch und Chili im heißen anschwitzen.
6) Möhren, Mais und Kidneybohnen zugeben, kurz mit anbraten.
7) Gemüsebrühe und gehackte Tomaten unterrühren.
8) Bei geschlossenem Topf alles etwa 20 Minuten köcheln lassen.
9) Ketchup unterziehen. Mit den Gewürzen abschmecken.
10) Suppe mit dem gewürfelten Avocado-Fruchtfleisch dekorieren.

Vegan

Portion	Zubereitungszeit	Schwierigkeitsgrad
4	45 min	Mittel

Kokos-Ingwersuppe mit Tofu und Gemüse

Energie	Kohlenhydrate	Fette	Proteine
426 kcal	10 g	38 g	9 g

Zutaten

- 150 g Tofu
- 3 EL Sojaöl
- 100 g Champignons
- 1 Paprikaschote
- 1,5 cm Ingwer
- 1 Stängel Zitronengras
- 400 ml Asiafond
- 400 ml ungesüßte Kokosmilch
- 2 EL Mayonnaise light
- Chilipulver
- Salz
- 1 Feige

Zubereitung

1) Tofu in Würfel schneiden. Diese in 2 EL heißem Sojaöl anbräunen.
2) Pilze, Paprikaschote und Zitronengras putzen und zerkleinern. Ingwer schälen und fein reiben.
3) Alles in die heiße Pfanne geben und etwa 2 bis 3 Minuten braten.
4) Mit Asiafond und Kokosmilch ablöschen.
5) Bei reduzierter Hitze 7 Minuten köcheln lassen.
6) Feige waschen und in Spalten schneiden.
7) Mayonnaise einrühren. Suppe mit den Gewürzen abschmecken.
8) Mit Feigenspalten und Zitronengrasresten garnieren.

Portion	Zubereitungszeit	Schwierigkeitsgrad
4	20 min	Leicht

Zucchini-Kartoffel-Suppe

Energie	Kohlenhydrate	Fette	Proteine
208 kcal	16 g	13 g	6 g

Zutaten

- 1 Zwiebel
- 2 Knoblauchzehen
- 500 g Zucchini
- 200 g Kartoffeln
- 2 EL Sonnenblumenöl
- 750 ml Gemüsebrühe
- 4 EL Crème fraîche
- 1 EL Kokosblütenzucker
- Zitronensaft
- Salz
- Pfeffer

Zubereitung

1) Zwiebel und Knoblauchzehen schälen, fein hacken.
2) Kartoffeln schälen. Zucchini putzen. Beides grob würfeln.
3) Öl erhitzen. Erst Zwiebeln und Knoblauch anschwitzen.
4) Kartoffel- und Zucchiniwürfel zufügen.
5) Gemüsebrühe zugießen.
6) Suppe zugedeckt 10 bis 15 Minuten köcheln lassen.
7) Crème fraîche unterziehen.
8) Suppe mit einem Pürierstab fein mixen.
9) Zitronensaft, Salz, Pfeffer und Kokosblütenzucker nach Geschmack zugeben.

Portion	Zubereitungszeit	Schwierigkeitsgrad
4	25 min	Leicht

Vietnamesische Rindfleisch-Reisnudel-Suppe

Energie	Kohlenhydrate	Fette	Proteine
520 kcal	32 g	16 g	62 g

Zutaten

- 1 kg Rinderbeinscheibe
- 1 braune Zwiebel
- 2 rote Zwiebeln
- 1 cm frischen Ingwer
- ½ Stange Zimt
- 11 Gewürznelke
- ½ EL weiße Pfefferkörner
- 1 Sternanis
- 110 g flache Reisnudeln
- 1,5 Sternanis
- 150 g Rinderfilet
- ¼ Bund Thai-Basilikum
- ¼ Bund Koriander
- ¼ Bund Minze
- 100 g Mungobohnensprossen
- 1 Chilischote
- ½ Limette
- Thai-Fischsauce

Zubereitung

1) Beinscheiben waschen, mit kaltem Wasser in einen Topf geben und 5 Minuten aufkochen. Kalt abschrecken.
2) Braune Zwiebeln halbieren. Mit der Schnittfläche auf Alufolie in einer Pfanne kräftig anbräunen.
3) Anis, Zimtstange, Gewürznelke, Pfeffer in ein Gewürzsäckchen geben.
4) Beinscheiben, braune Zwiebeln, 3 l Wasser, Ingwer und Gewürzsäckchen etwa 2,5 Stunden auf mittlerer Stufe kochen. Zwischendurch den entstehenden Schaum abschöpfen. Evtl. Wasser nachgießen.
5) Reisnudeln nach Packungsanleitung zubereiten. Dann mit dem Sesamöl vermengen.
6) Rinderfilet dünn aufschneiden.
7) Rote Zwiebeln schälen, in feine Ringe schneiden. Chilischote und Kräuter waschen, ebenfalls zerkleinern.
8) Mungobohnensprossen waschen, abtropfen. Limette in Achtel schneiden.
9) Fleisch der Beinscheiben von den Knochen lösen und würfeln.
10) Brühe klären, entfetten, abschmecken, nochmals aufkochen.
11) Vorbereitete Zutaten am Tisch in Schälchen servieren und mit der kochenden Brühe übergießen.

Portion	Zubereitungszeit	Schwierigkeitsgrad
4	195 min	Mittel

Glasnudelsuppe mit Gemüse und Hähnchen

Energie	Kohlenhydrate	Fette	Proteine
307 kcal	36 g	4 g	36 g

Zutaten

- 50 g Glasnudeln
- 50 g Shiitake-Pilze
- 1 rote Paprikaschote
- 50 g Zuckerschoten
- 2 cm frischer Ingwer
- 2 Frühlingszwiebeln
- 750 ml Gemüsebrühe
- 200 g Hähnchenbrustfilet
- Saft einer halben Limette
- 1 EL Sojasauce

Zubereitung

1) Glasnudeln nach Packungsableitung zubereiten.
2) Pilzhüte in Viertel schneiden.
3) Paprikaschote, Zuckerschoten und Frühlingszwiebel putzen, waschen. Ingwer schälen. Alles in feine Streifen schneiden.
4) Geflügelbrühe zum Kochen bringen. Ingwer und Pilze zufügen.
5) Hähnchenbrustfilet waschen, von Fett und Sehnen befreien. In der Gemüsebrühe etwa 4 Minuten bei reduzierter Hitze garen.
6) Paprikastreifen einstreuen und 6 bis 8 Minuten weiter köcheln.
7) Hähnchenfilet kurz abkühlen lassen. Dann in mundgerechte Würfel zerkleinern.
8) Alle zerkleinerten Zutaten sowie auch die Glasnudeln in der Brühe nochmals zum Kochen bringen.
9) Suppe vor dem Servieren mit Sojasauce und Limettensaft abschmecken.

Portion	Zubereitungszeit	Schwierigkeitsgrad
2	30 min	Leicht

Paprika-Kartoffel-Gulaschsuppe

Energie	Kohlenhydrate	Fette	Proteine
379 kcal	24 g	21 g	18 g

Zutaten

- 300 g Rindfleisch
- 1 rote Zwiebel
- 2 Paprikaschoten (rot, gelb)
- 200 g Kartoffeln
- 2 EL Rapsöl
- 2 EL Tomatenmark
- 200 ml trockener Rotwein
- 600 ml Gemüsebrühe
- Schale einer Zitrone
- 1 Knoblauchzehe
- 1 EL Paprika edelsüß
- 1 EL Paprika rosenscharf
- 1 TL Kümmel
- 1 Prise Salz
- frisch gehackte Petersilie

Zubereitung

1) Rindfleisch kalt abspülen, mit einem Küchenkrepp trocknen, fein würfeln.
2) Zwiebel und Knoblauch schälen. Fein hacken.
3) Paprikaschoten putzen, waschen, würfeln.
4) Zwiebeln und Fleisch im heißen Öl scharf anbraten.
5) Paprikawürfel und -pulver zugeben, kurz anschwitzen.
6) Mit der Gemüsebrühe und dem Rotwein ablöschen. Gulasch insgesamt etwa 20 bis 30 Minuten auf halber Stufe köcheln.
7) Kartoffeln waschen, schälen, in mundgerechte Würfel zerkleinern. Kartoffeln weitere 20 Minuten in der Gulaschsuppe weich garen.
8) Zitronenschale, Knoblauch, Kümmel und Salz in die Gulaschsuppe einrühren. 5 Minuten aufkochen.
9) Gulaschsuppe mit gehackter Petersilie bestreuen und servieren.

TIPP: Die Gulaschsuppe lässt sich sehr gut vorbereiten und einfrieren.

Portion	Zubereitungszeit	Schwierigkeitsgrad
4	70 min	Leicht

Kartoffel-Würstchen-Suppe

Energie	Kohlenhydrate	Fette	Proteine
370 kcal	39 g	17 g	15 g

Zutaten

- 600 g Suppengrün
- 800 g festkochende Kartoffeln
- 1 Zwiebel
- 1 EL Rapsöl
- 2 Lorbeerblätter
- 1 TL getrockneter Majoran
- 700 ml Gemüsebrühe
- 4 Geflügelwiener
- 1 Msp. Piment
- Muskatnuss
- Salz
- Pfeffer

Zubereitung

1) Suppengrün putzen, waschen und zerkleinern. Petersilie zur Dekoration aufheben.
2) Kartoffeln schälen, waschen und würfeln.
3) Zwiebel schälen, fein hacken und im heißen Öl anschwitzen.
4) Sämtliches Gemüse hinzufügen und anbraten.
5) Mit der Gemüsebrühe ablöschen. Hitze reduzieren und Suppe etwa 20 Minuten köcheln lassen.
6) Lorbeerblatt entnehmen.
7) Suppe nach gewünschter Konsistenz pürieren.
8) Geflügelwiener in der Suppe erwärmen.
9) Kartoffelsuppe mit den Gewürzen abschmecken.
10) Mit gehackter Petersilie bestreut servieren.

Portion	Zubereitungszeit	Schwierigkeitsgrad
4	50 min	Leicht

Süßkartoffelsuppe mit gerösteten Erdnüssen

Energie	Kohlenhydrate	Fette	Proteine
493 kcal	74 g	9 g	18 g

Zutaten

- 1 Knoblauchzehe
- 400 g Süßkartoffeln
- 2 Karotten
- 1 Stange Lauch
- 200 g weiße Bohnen (Dose)
- 1 EL geröstete Erdnüsse
- 1 TL Öl
- 400 ml Gemüsebrühe
- 1 TL Tomatenmark
- Jodsalz
- Pfeffer aus der Mühle
- etwas Basilikum

Zubereitung

1) Gemüse putzen, schälen, waschen und zerkleinern.
2) Bohnen mit kaltem Wasser waschen, in einem Sieb abtropfen lassen.
3) Gemüse im heißen Öl anschwitzen.
4) Brühe zugießen.
5) Tomatenmark und Gewürze einrühren.
6) Suppe bei reduzierter Hitze 15 Minuten garen.
7) Suppe mit einem Stabmixer pürieren.
8) Vor dem Servieren die gerösteten Erdnüsse und Basilikum einstreuen.

Vegan

Portion	Zubereitungszeit	Schwierigkeitsgrad
2	30 min	Leicht

Zitronengras-Brokkoli-Suppe mit Kalbsfiletstreifen

Energie	Kohlenhydrate	Fette	Proteine
168 kcal	12 g	4 g	17 g

Zutaten

- 200 g Kalbsfilet
- 1 Knoblauchzehe
- 2 Schalotten
- 2 cm frischer Ingwer
- 2 TL Rapsöl
- 500 ml Gemüsebrühe
- 500 ml Kalbsfond
- 2 Stängel Zitronengras
- 500 g Brokkoli-Röschen
- 2 EL Reisessig
- 2 TL brauner Zucker
- 2 EL Sojasauce
- Meersalz
- Pfeffer
- etwas Zitronensaft

Zubereitung

1) Kalbsfilet kalt abbrausen, trocken tupfen, in feine Steifen zerschneiden.
2) Knoblauch, Schalotten, Ingwer putzen, schälen und fein reiben. Im heißen Öl anschwitzen.
3) Filetstreifen zugeben und etwa 5 Minuten unter Rühren bei starker Hitze anbraten.
4) Gemüsebrühe und Fond zugießen. Suppe mit den Gewürzen abschmecken.
5) Zitronengras waschen, einmal durchreißen. 20 Minuten in der Suppe mitkochen.
6) Die gewaschenen Brokkoli-Röschen hinzufügen. 8 Minuten weichkochen.
7) Suppe nochmals abschmecken.

Portion	Zubereitungszeit	Schwierigkeitsgrad
4	40 min	Leicht

Hauptgerichte

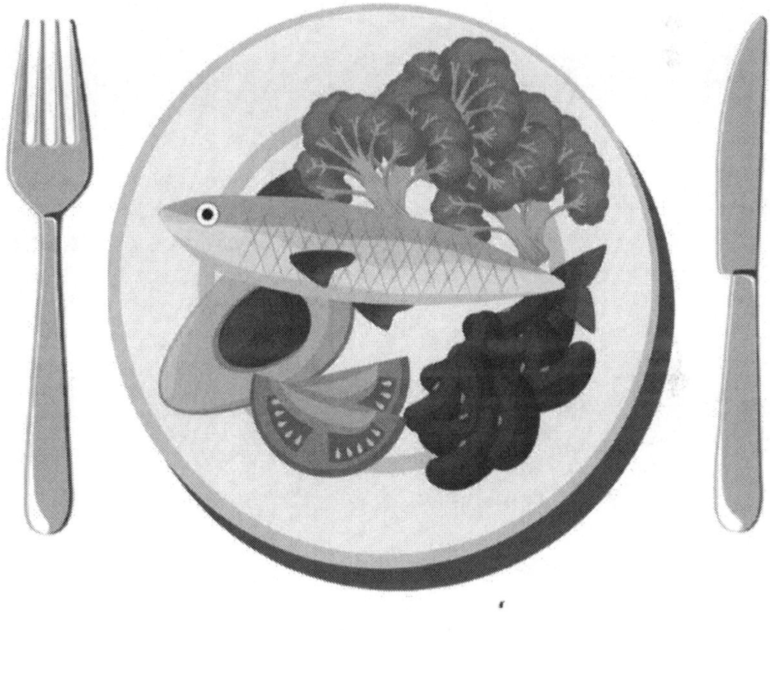

Hähnchenbrustfilet im Asia-Style

Energie	Kohlenhydrate	Fette	Proteine
307 kcal	8 g	12 g	41 g

Zutaten

- 600 g Hähnchenbrustfilet
- 2 Eiweiß
- 1 TL Sesamöl
- 2 TL Speisestärke
- 1 TL Erdnussöl
- 60 g Cashewnüsse
- 1 EL Reiswein
- 1 EL helle Sojasoße
- 2 Stangen Frühlingszwiebeln

Zubereitung

1) Hähnchenbrustfilet waschen, von Fett und Sehnen befreien, mit einem Küchenkrepp trocken tupfen und dann in mundgerechte Würfel schneiden.
2) Die 2 Eiweiß mit 1 TL Salz, dem Sesamöl und der Speisestärke verquirlen. Fleischwürfel zufügen, gut durchmischen und für 20 Minuten in den Kühlschrank stellen.
3) Einen Topf mit Wasser erhitzen. Hähnchen darin kurz blanchieren.
4) Erdnussöl in einer Pfanne erhitzen. Cashewnüsse darin anrösten.
5) Mit dem Reiswein und der Sojasoße ablöschen.
6) Hähnchenbrustfilet zugeben und ungefähr 2 Minuten braten.
7) Frühlingszwiebeln waschen und in feine Ringe schneiden.
8) Cashew-Hähnchen mit den Frühlingszwiebeln bestreuen und servieren.

TIPP: Dazu schmeckt Reis sehr lecker.

Portion	Zubereitungszeit	Schwierigkeitsgrad
4	40 min	Mittel

Hähnchen mit Ofengemüse

Energie	Kohlenhydrate	Fette	Proteine
418 kcal	35 g	10 g	42 g

Zutaten

- 4 Hähnchenbrustfilets
- 800 g Kartoffeln, weichkochend
- 300 g Brokkoli
- 1 Zitrone
- 2 EL Olivenöl
- Salz
- Pfeffer

Zubereitung

1) Backofen auf 220 °C vorheizen. Ein Backblech mit Backpapier auslegen.
2) Hähnchenbrustfilet waschen, von Sehnen und Fett befreien und in Streifen schneiden.
3) Brokkoli putzen, in Röschen schneiden und waschen.
4) Brokkoli und Fleischstreifen mit dem Olivenöl in eine Schüssel geben und gut durchmischen. Kräftig salzen und pfeffern.
5) Zitrone und Kartoffeln waschen und halbieren.
6) Fleisch, Brokkoli, Kartoffelhälften und eine halbe Zitrone auf das vorbereite Backblech geben und gleichmäßig verteilen. Dabei darauf achten, dass alles nebeneinander liegt.
7) Das Ganze für etwa 35 Minuten im heißen Ofen backen.
8) Vor dem Servieren die Hähnchenstreifen mit dem Saft der restlichen Zitronenhälfte beträufeln.

Portion	Zubereitungszeit	Schwierigkeitsgrad
4	50 min	Leicht

Hähnchen-Zuckerschoten-Curry

Energie	Kohlenhydrate	Fette	Proteine
1010 kcal	84 g	38 g	80 g

Zutaten

- 3 EL Pflanzenöl
- 600 g Hähnchenbrustfilet
- 200 g Zuckerschoten
- 140 g Ananas in Stücken (aus der Dose, ungesüßt)
- 250 ml Kochsahne, fettreduziert
- 150 ml Wasser
- 1 Tüte „Mildes Hähnchen Curry" aus 100 % natürlichen Zutaten
- 120 g Basmatireis

Zubereitung

1) Öl in einer Pfanne erhitzen. Wasser für den Reis in einem Topf erhitzen.
2) Hähnchenbrustfilet waschen, von Sehnen und Fett befreien, trocken tupfen und in Streifen scheiden. Im heißen Öl kurz anbraten.
3) Zuckerschoten waschen, trocken schütteln und mit den abgetropften Ananasstücken zum Fleisch geben. Unter Rühren mitdünsten.
4) Kochsahne, Wasser und Curry-Gewürzmischung verrühren und zum Fleisch geben. Etwa 10 Minuten köcheln lassen.
5) In der Zwischenzeit den Reis nach Packungsanleitung kochen.
6) Reis mit dem Hähnchen-Curry servieren.

TIPP: Ein optimales Gericht auch für unterwegs. (Meal Prep)

Portion	Zubereitungszeit	Schwierigkeitsgrad
2	25 min	Leicht

Hähnchen-Gemüse-Eintopf

Energie	Kohlenhydrate	Fette	Proteine
603 kcal	37 g	18 g	67 g

Zutaten

- 900 g Hähnchenbrustfilet
- 1 EL Butterschmalz
- 150 g Bacon
- 2 Zwiebeln
- 2 Paprikaschoten
- 800 g geschälte Tomaten (Dose)
- 600 g Hokkaidokürbis
- 400 g Bohnen (Dose)
- 1 TL Chiliflocken
- 1 TL Salz
- 1 TL Pfeffer
- 1 Prise Cayennepfeffer

Zubereitung

1) Backofen auf 200 °C vorheizen.
2) Zwiebeln, Paprikaschoten und Kürbis putzen. Zwiebeln fein hacken. Restliches Gemüse nach Wunsch in Streifen oder Würfel schneiden.
3) Hähnchenbrustfilet waschen, von Sehnen und Fett befreien und in mundgerechte Würfel zerkleinern. Im heißen Butterschmalz etwa 1 Minute scharf anbraten.
4) Bacon fein würfeln. Mit den Zwiebeln zum Fleisch geben und glasig dünsten.
5) Paprika zugeben und 2 Minuten mit garen.
6) Restliches Gemüse untermischen.
7) Eintopf mit den Gewürzen abschmecken und kurz aufkochen lassen.
8) Im heißen Backofen etwa 30 Minuten garen.

Portion	Zubereitungszeit	Schwierigkeitsgrad
4	40 min	Mittel

Putenbrust mit Ratatouille-Gemüse

Energie	Kohlenhydrate	Fette	Proteine
458 kcal	50 g	19 g	37 g

Zutaten

- 50 g Lauch
- 100 g Champignons
- ¼ gelbe Paprikaschote
- 1 Chilischote
- 1 mittelgroße rote Zwiebel
- 5 Kirschtomaten
- 50 g Hokkaidokürbis
- ½ Knoblauchzehe
- 120 g Putenbrust
- 1 EL Rapsöl
- 100 ml Geflügelbrühe
- 1 Zweig Thymian
- 1 Zweig Rosmarin
- Salz
- Pfeffer

Zubereitung

1) Backofen auf 180 °C vorheizen.
2) Gemüse putzen und waschen. Champignons, Paprika, Zwiebel und Kürbis würfeln. Lauch und Chilischote in Streifen oder Ringe schneiden.
3) Fleisch von Sehnen und Fett befreien, waschen, mit einem Küchenkrepp trocken tupfen und mit den Gewürzen einreiben.
4) Putenbrust im heißen Öl rundum anbraten, aus der Pfanne nehmen.
5) Gemüse im Bratfett kurz andünsten.
6) Geflügelbrühe zugießen.
7) Ratatouille nach Geschmack würzen und in eine ofenfeste Form geben. Putenbrust auf das Gemüse legen.
8) Im heißen Ofen etwa 20 Minuten schmoren lassen.

TIPP: Schmeckt auch mit Käse überbacken sehr lecker.

Portion	Zubereitungszeit	Schwierigkeitsgrad
1	30 min	Leicht

Chop Suey aus Rind und Hähnchen

Energie	Kohlenhydrate	Fette	Proteine
876 kcal	31 g	30 g	118 g

Zutaten

- 250 g Rinderfilet
- 250 g Hähnchenbrustfilet
- 4 EL Sojasoße
- 1 EL Speisestärke
- 1 Möhre
- 2 Zwiebeln
- 2 Knoblauchzehen
- 1 EL Erdnussöl
- Salz
- Pfeffer

Zubereitung

1) Rinderfilet und Hähnchenbrustfilet waschen, von Sehnen und Fett befreien und in mundgerechte Stücke schneiden.
2) Fleisch, Sojasoße und Speisestärke gut vermengen und zugedeckt 1 Stunde darin marinieren.
3) Möhren putzen, in feine Streifen schneiden. Zwiebeln und Knoblauchzehe schälen und fein hacken.
4) Marinade vom Fleisch abgießen und aufheben. Fleisch im heißen Erdnussöl etwa 3 bis 4 Minuten anbraten.
5) Das zerkleinerte Gemüse und die Soße zum Fleisch geben. Alles 5 Minuten braten.
6) Chop Suey mit Salz und Pfeffer würzen.

TIPP: Dazu passt sehr gut Basmatireis. Sehr lecker schmeckt das Chop Suey auch mit angerösteten Cashewnüssen.

Portion	Zubereitungszeit	Schwierigkeitsgrad
1	15 min	Mittel

Rib-Eye-Steak mit Rucola-Paprika-Salat

Energie	Kohlenhydrate	Fette	Proteine
519 kcal	14 g	36 g	31 g

Zutaten

- 2 rote Paprikaschoten
- 1 EL Olivenöl
- 2 Rib-Eye-Steaks (à 200 g)
- 1 EL Olivenöl
- 1 Zweig Rosmarin
- 1 TL Oregano
- 40 g Pinienkerne
- 200 g Rucola
- Saft einer mittelgroßen Zitrone
- Salz, Pfeffer

Zubereitung

1) Paprikaschoten putzen, waschen, in Streifen schneiden und im heißen Olivenöl scharf anbraten. Sie sollten schon etwas angekohlt sein.
2) Rosmarinnadeln vom Stiel entfernen und fein hacken.
3) Steaks mit Öl bepinseln. Steaks mit Rosmarin, Oregano, Salz und Pfeffer würzen.
4) Steaks in einer beschichteten heißen Grillpfanne etwa 4 Minuten scharf anbraten. Aus der Pfanne nehmen und in Alufolie gewickelt ruhen lassen.
5) Pinienkerne im heißen Bratfett anrösten.
6) Rucola waschen, putzen, etwas trocken schütteln.
7) Rucola und Paprikastreifen vorsichtig vermischen, mit Zitronensaft und Olivenöl beträufeln, mit Pinienkernen bestreuen.
8) Salat mit den Steaks servieren.

Portion	Zubereitungszeit	Schwierigkeitsgrad
2	50 min	Mittel

Paprika-Rindfleisch-Pfanne

Energie	Kohlenhydrate	Fette	Proteine
602 kcal	18 g	45 g	30 g

Zutaten

- 240 g Rindfleisch
- 2 EL Rapsöl
- 1 rote Paprikaschote
- 1 gelbe Paprikaschote
- 40 g Cashewnüsse, ungesalzen
- 4 Frühlingszwiebeln
- 3 EL Sojasoße
- 1 Spritzer Tabasco
- 1 Prise Zucker

Zubereitung

1) Gemüse putzen, waschen und in Streifen oder Ringe schneiden.
2) Gemüse mit Sojasoße, Tabasco und Zucker gut vermischen.
3) Fleisch waschen, von Sehnen und Fett befreien und schräg in Streifen schneiden.
4) Öl erhitzen. Fleisch darin scharf anbraten.
5) Das marinierte Gemüse zum Fleisch geben und etwa 5 Minuten unter Rühren anbraten.

Portion	Zubereitungszeit	Schwierigkeitsgrad
2	25 min	Mittel

Bunter Rindfleisch-Salat

Energie	Kohlenhydrate	Fette	Proteine
609 kcal	23 g	39 g	39 g

Zutaten

- 250 g Rindersteak
- 2 EL Rapsöl
- ½ Kopf Salat nach Wunsch
- 8 Cherrytomaten
- 1 Zwiebel
- ½ Salatgurke
- 1 Avocado
- Saft einer halben Limette
- ½ TL Chilisoße
- 1 TL Honig
- 1 TL Sojasoße
- 1 Salz
- Pfeffer
- ¼ Bund Koriander

Zubereitung

1) Rindersteak waschen, trocken tupfen, nach Wunsch würzen, in einer heißen beschichteten Grillpfanne in 1 EL Öl von jeder Seite etwa 4 Minuten anbraten. Fleisch in Alufolie wickeln, beiseitestellen.
2) Salat putzen, waschen, mundgerecht zerkleinern.
3) Restliches Gemüse waschen, putzen. Tomaten halbieren. Gurken, Zwiebel und Avocado in feine Scheiben schneiden.
4) Steaks quer zur Fleischfaser in Streifen schneiden.
5) Salat, zerkleinertes Gemüse, Fleischstreifen und Dressing in einer Schüssel vorsichtig vermischen.
6) Mit Koriander bestreut servieren.

Portion	Zubereitungszeit	Schwierigkeitsgrad
2	23 min	Mittel

Chili con Carne

Energie	Kohlenhydrate	Fette	Proteine
566 kcal	33 g	27 g	40 g

Zutaten

- 1 weiße Zwiebel
- 2 Knoblauchzehen
- 1 EL Kokosöl
- 250 g gemischtes Hackfleisch
- 1 Dose gehackte Tomaten
- 2 EL Tomatenmark
- 1 Dose Kidneybohnen
- 1 Chilischote
- evtl. Gemüsebrühe
- Paprikapulver
- Salz
- Pfeffer

Zubereitung

1) Zwiebel, Knoblauch und Chilischote putzen und fein hacken.
2) Kidneybohnen in ein Sieb gießen, mit kaltem Wasser abspülen und abtropfen lassen.
3) Kokosöl in einer Pfanne schmelzen. Zwiebeln darin glasig dünsten.
4) Knoblauch und Hackfleisch zugeben. Solange anbraten, bis das Fleisch Bräune angenommen hat.
5) Hackfleisch kräftig mit den Gewürzen abschmecken. In einen Topf umfüllen.
6) Chili, gehackte Tomaten, Tomatenmark, Kidneybohnen zum Hackfleisch geben.
7) Auf mittlerer Stufe ungefähr 20 Minuten köcheln.
8) Nach Wunsch Gemüsebrühe zugeben.
9) Vor dem Servieren nochmals abschmecken.

TIPP: Dazu passt sehr gut Vollkornreis. Für die vegetarische Variante „Chili sin Carne" das Hackfleisch mit Sojagranulat ersetzen.

Portion	Zubereitungszeit	Schwierigkeitsgrad
2	20 min	Leicht

Gefüllte Hackfleisch-Frikadellen

Energie	Kohlenhydrate	Fette	Proteine
314 kcal	7 g	21 g	25 g

Zutaten

- 6 hart gekochte Eier
- 500 g gemischtes Hackfleisch
- 4 EL Petersilie
- 1 Knoblauchzehe
- 1 Zwiebelschalotte
- 50 g Semmelbrösel (Vollkorn)
- Salz
- Pfeffer

Zubereitung

1) Backofen auf 200 °C vorheizen. Ein Backblech mit Backpapier auslegen.
2) Die hart gekochten Eier schälen.
3) Knoblauchzehe und Zwiebelschalotte putzen und fein würfeln.
4) Aus allen Zutaten außer den gekochten Eiern einen Hackfleischteig herstellen. Diesen mit Salz und Pfeffer abschmecken.
5) Den Hackfleischteig in 6 Portionen teilen.
6) Ein hart gekochtes Ei mit Hackfleisch umwickeln, so dass dieses vollständig „eingepackt" ist. Fleischmasse gut andrücken. Mit den anderen Eiern genauso verfahren, so dass alle Eier und das Hackfleisch aufgebraucht sind.
7) Gefüllte Frikadellen auf das vorbereitete Backblech legen.
8) Im heißen Ofen etwa 20 Minuten backen.

TIPP: Mit reinem Rinderhack lässt sich der Fettgehalt noch etwas reduzieren.

Portion	Zubereitungszeit	Schwierigkeitsgrad
6	40 min	Leicht

Fischtopf auf brasilianische Art

Energie	Kohlenhydrate	Fette	Proteine
314 kcal	22 g	11 g	27 g

Zutaten

- 400 g Schollenfilet
- 200 g Garnelen, küchenfertig
- 3 Zwiebeln
- 4 Knoblauchzehen
- 3 Paprikaschoten nach Wahl
- 400 g Tomaten
- 2 rote Chilischoten
- 1 Staudensellerie
- 2 EL Öl
- 200 ml Kokoswasser
- 1 Liter Geflügelbrühe
- 1 EL Kreuzkümmel gemahlen
- Saft einer Limette
- Blätter von 1 Bund Koriander

Zubereitung

1) Gemüse putzen, entkernen und waschen.
2) Zwiebeln und Chilischoten fein würfeln. Knoblauch in feine Scheiben, Tomaten in Achtel schneiden. Paprikaschoten und Staudensellerie mundgerecht würfeln.
3) Zwiebeln und Knoblauch im heißen Öl in einem Topf glasig dünsten. Paprika und Sellerie zugeben. Unter ständigem Rühren bei mittlerer Hitze etwa 4 bis 5 Minuten mitdünsten. Tomaten und Chili zufügen und mit Salz und Pfeffer würzen.
4) Mit Geflügelbrühe und Kokoswasser ablöschen.
5) Kreuzkümmel zufügen und alles etwa 10 Minuten bei geringer Hitze köcheln lassen.
6) Fischfilet waschen, mit einem Küchenkrepp trocken tupfen, in relativ große Stücke zerteilen.
7) Mit den Garnelen zum Gemüse geben und zugedeckt bei geringer Hitze in 5 Minuten garen.
8) Eintopf mit Limettensaft und den Gewürzen abschmecken, mit Koriander bestreuen.

Portion	Zubereitungszeit	Schwierigkeitsgrad
4	45 min	Leicht

Pangasius mit Wok-Gemüse

Energie	Kohlenhydrate	Fette	Proteine
371 kcal	24 g	18 g	23 g

Zutaten

- 250 g Pangasius Filet
- 3 kleine rote Zwiebeln
- 1 rote Chilischote
- 2 Knoblauchzehen
- 30 g Ingwer
- 1 rote Paprikaschote
- 100 g Mini-Maiskolben
- Saft einer halben Limette
- 3 EL Sojasoße
- 1 EL Rohrzucker
- 2 EL Rapsöl
- 3 EL trockener Sherry

Zubereitung

1) Fisch waschen, trocken tupfen, in etwa 1 cm breite Streifen zerteilen.
2) Gemüse putzen, entkernen und waschen. Zwiebeln achteln, Chili und Knoblauch fein hacken. Paprika in Streifen schneiden. Maiskolben halbieren. Ingwer fein reiben.
3) Limettensaft und Sojasauce verrühren. Rohrzucker darin auflösen.
4) Öl bis zum Rauchpunkt erhitzen. Fischstücke unter stetigem Rühren anbraten. Auf einen Teller geben. Öl abgießen.
5) Nun Zwiebeln, Paprika, Mais etwa 1 Minute anbraten. Dabei ständig umrühren.
6) Restliches Gemüse zufügen. 1 Minute unter Rühren weiter garen.
7) Mit der Sojasoßen-Limetten-Zucker-Mischung und Sherry ablöschen. Eine weitere Minute köcheln lassen.
8) Fisch nochmals in die Soße geben und erhitzen. Heiß servieren.

Portion	Zubereitungszeit	Schwierigkeitsgrad
2	20 min	Leicht

Thunfisch-Bohnen-Kartoffelsalat

Energie	Kohlenhydrate	Fette	Proteine
598 kcal	45 g	23 g	49 g

Zutaten

- 1 Dose Thunfisch im eigenen Saft
- 75 g grüne Bohnen (TK)
- 3 Kirschtomaten
- 2 Kartoffeln (mittlere Größe), vorgegart
- 1 Ei, hartgekocht
- 1 EL Olivenöl
- 1 EL Balsamicoessig
- 1 TL gehackte Petersilie
- Salz
- Pfeffer

Zubereitung

1) Thunfisch in ein Sieb geben. Saft abtropfen lassen.
2) Die grünen Bohnen zum Blanchieren mit heißem Salzwasser übergießen. In einem Sieb abtropfen lassen.
3) Tomaten, gegarte Kartoffeln und das hartgekochte Ei nach Wunsch in Scheiben oder Würfel schneiden.
4) Das Gemüse vorsichtig mischen. Dann auf einem Teller anrichten.
5) Aus Olivenöl, Balsamicoessig, Salz und Pfeffer ein Dressing herstellen.
6) Dressing über dem Salat verteilen.
7) Salat mit der gehackten Petersilie bestreuen.

Portion	Zubereitungszeit	Schwierigkeitsgrad
1	10 min	Leicht

Lachs-Spieße auf Bohnen-Grünkohl mit Avocadosalat

Energie	Kohlenhydrate	Fette	Proteine
842 kcal	54 g	38 g	54 g

Zutaten

- Saft einer Limette
- 1 EL süße Chilisauce
- 300 g Lachs
- 1 Avocado
- 8 Kirschtomaten
- 1 EL gehackter Koriander
- 2 EL Olivenöl
- 200g Grünkohl
- 400 g Kidney-Bohnen (Dose)
- 2 rote Paprikaschoten
- Salz
- Pfeffer

Zubereitung

1) 1 EL Limettensaft mit der Chilisauce verquirlen.
2) Lachsfilet waschen, trocken tupfen, in mundgerechte Würfel zerteilen. Fischstücke auf Holzstäbe aufspießen. Danach in der Soße wenden und marinieren.
3) Avocado schälen und entkernen. Tomaten waschen, Strunk entfernen. Beides würfeln. Mit dem Koriander, dem restlichen Limettensaft mischen. Würzen.
4) Grünkohl waschen, fein hacken. Paprika putzen, waschen und in kleine Würfel schneiden. Kidney-Bohnen in ein Sieb geben, kalt abspülen und abtropfen lassen.
5) 1 EL Öl in einer Pfanne erhitzen. Lachsspieße je Seite etwa 4 Minuten anbraten. Auf einen warmen Teller geben.
6) Restliches Öl in der Pfanne erhitzen. Grünkohl, Paprika und Kidneybohnen zufügen und etwa 5 Minuten braten.
7) Bohnen-Kohl-Gemüse und Lachspieße auf einem Teller anrichten. Avocado-Salat dazu reichen.

Portion	Zubereitungszeit	Schwierigkeitsgrad
2	40 min	Mittel

Zitronen-Lachs im grünen Spargelbett

Energie	Kohlenhydrate	Fette	Proteine
488 kcal	17 g	32 g	29 g

Zutaten

- 120 g Lachsfilet
- ½ Knoblauchzehe
- 1 EL Olivenöl
- 1/ TL Honig
- ¼ TL Dijon-Senf
- 1 Zitrone
- 250 g grüner Spargel
- 1 TL frisch gehackte Petersilie
- Salz
- Pfeffer

Zubereitung

1) Backofen auf 200 °C vorheizen.
2) Knoblauch schälen und pressen. Spargel putzen.
3) Aus Knoblauch, Öl, Honig, Zitronensaft und Senf eine Paste herstellen.
4) Spargelstangen nebeneinander in eine feuerfeste Auflaufform legen.
5) Lachsfilet waschen, trocken tupfen und mit der Paste bestreichen.
6) Das Fischfilet auf die Spargelstangen legen.
7) Alles salzen und pfeffern. 1 bis 2 Zitronenscheiben noch auf den Lachs geben.
8) Die Auflaufform in den heißen Ofen schieben und etwa 15 bis 20 Minuten backen.
9) Vor dem Servieren mit der gehackten Petersilie bestreuen.

Portion	Zubereitungszeit	Schwierigkeitsgrad
1	25 min	Leicht

Italienischer Nudelsalat

Energie	Kohlenhydrate	Fette	Proteine
673 kcal	48 g	31 g	50 g

Zutaten

- 300 g bereits gegarte Vollkorn-Nudeln
- 200 g Hähnchenbrustfilet
- 125 g Mini Mozzarella light
- 125 g Kirschtomaten
- 40 g Rucola
- 20 g Pinienkerne
- 2 EL Olivenöl
- 30 g getrocknete Tomaten ohne Öl
- 2 EL schwarze Olivenscheiben
- 1 EL italienische Kräuter
- Salz
- Pfeffer

Zubereitung

1) Hähnchenbrustfilet waschen, von Sehnen und Fett befreien, trocken tupfen und in feine Streifen schneiden.
2) Öl in einer Pfanne erhitzen und die Fleischstreifen darin anbraten. Aus der Pfanne nehmen.
3) Pinienkerne im noch heißen Öl anrösten.
4) Kirschtomaten und Rucola putzen und waschen. Tomaten und Mini-Mozzarella-Kugeln halbieren. Rucola abtropfen lassen. Getrocknete Tomaten ebenfalls zerkleinern.
5) Nudeln, Fleischstreifen, Tomaten, Mozzarella, Rucola, getrocknete Tomaten, Olivenscheiben, Pinienkerne, Kräuter und Gewürze in eine Schüssel geben und gut verrühren.

Portion	Zubereitungszeit	Schwierigkeitsgrad
2	20 min	Leicht

Cobb-Salat mit Blauschimmelkäse

Energie	Kohlenhydrate	Fette	Proteine
766 kcal	11 g	57 g	51 g

Zutaten

- 250 g Hähnchenbrustfilet
- 4 Scheiben Bacon
- 3 EL Olivenöl
- ½ rote Zwiebel
- ½ Avocado
- 2 Tomaten
- 2 hart gekochte Eier
- 100 g Kopfsalat
- 50 g Blauschimmelkäse
- 1 EL Sherry-Essig
- 1 TL Dijon-Senf

Zubereitung

1) Hähnchenbrustfilet waschen, von Fett und Sehnen befreien, in etwa 2 cm breite Streifen schneiden. Baconscheiben würfeln.
2) 1 EL Öl erhitzen. Fleischstreifen und Baconwürfel darin anbraten.
3) Gemüse putzen, waschen und zerkleinern.
4) Eier in Würfel schneiden.
5) Kopfsalatblätter auf Teller anrichten. Hähnchen-Bacon-Mischung, Gemüse und Eier darauf verteilen.
6) Blauschimmelkäse zerbröseln und darüber streuen.
7) Aus dem restlichen Öl, Dem Essig und dem Senf ein Dressing herstellen und dies über den Salat gießen.

TIPP: Schmeckt auch mit Oliven, Paprika oder Frühlingszwiebeln sehr lecker.

Portion	Zubereitungszeit	Schwierigkeitsgrad
2	20 min	Leicht

Gemüse-Hähnchen-Wraps

Energie	Kohlenhydrate	Fette	Proteine
512 kcal	43 g	41 g	51 g

Zutaten

- 200 g Hähnchenbrustfilet
- 1 EL Semmelbrösel
- ½ Ei
- 1 EL Öl
- ¼ Salatgurke
- ½ rote Paprikaschote
- ½ Zwiebel
- 2 Salatblätter
- 2 Weizen-Tortillas
- 2 EL Crème fraîche light
- 2 EL Chili-Sauce süss
- Salz
- Pfeffer

Zubereitung

1) Backofen auf 180 °C vorheizen.
2) Hähnchenfleisch waschen, von Fett und Sehnen befreien, trocken tupfen, würzen.
3) Ei in einem flachen Teller verquirlen. Semmelbrösel in einen anderen Teller geben.
4) Hähnchenbrustfilet erst im Ei, dann in den Semmelbröseln panieren.
5) Hähnchenbrust im heißen Öl von allen Seiten in etwa 10 Minuten langsam knusprig braten. Auf ein Küchenkrepp geben, etwas abkühlen lassen. Dann in Scheiben schneiden.
6) In der Zwischenzeit das Gemüse putzen, waschen und in Scheiben oder Streifen schneiden. Salatblätter klein zupfen.
7) Weizen-Tortillas auf einem Teller geben und im Backofen etwas erwärmen.
8) Aus dem Ofen nehmen, in der Mitte teilen.
9) Wraps mit Creme Fresh und Chili-Sauce einstreichen. Mit den Salatblättern, dem Gemüse und der Hähnchenbrust belegen.
10) Wraps tütenförmig aufrollen.

Portion	Zubereitungszeit	Schwierigkeitsgrad
2	30 min	Leicht

Thunfisch-Joghurt-Kräuter-Wraps

Energie	Kohlenhydrate	Fette	Proteine
256 kcal	36 g	7 g	11 g

Zutaten

- 2 Tortillas
- 2 Salatblätter
- 100 g Gurke
- 1 Tomate
- 40 g Thunfisch im eigenen Saft
- 8 schwarze entkernte Oliven
- ½ Zwiebel
- 2 EL Naturjoghurt
- 1 EL frisch gehackte Kräuter
- Salz
- Pfeffer

Zubereitung

1) Salat waschen, trocken tupfen.
2) Gemüse putzen, waschen und in Scheiben oder Streifen schneiden.
3) Thunfisch zum Abtropfen in ein Sieb geben.
4) Tortillas mit etwas Wasser einstreichen und in der Mikrowelle kurz erwärmen. Dadurch lassen sie sich leichter einrollen.
5) Aus den Kräutern, Gewürzen und dem Naturjoghurt ein Dressing herstellen. Tortillas damit bestreichen.
6) Mit den übrigen Zutaten belegen und zu Wraps aufrollen.

Portion	Zubereitungszeit	Schwierigkeitsgrad
2	10 min	Mittel

Räucherlachs-Quark-Wrap

Energie	Kohlenhydrate	Fette	Proteine
468 kcal	36 g	21 g	33 g

Zutaten

- 1 Weizen-Tortilla
- 40 g Kräuterquark light
- 80 g Räucherlachs
- 1 Handvoll Rucolablätter
- 40 g Feta light

Zubereitung

1) Tortilla auf einen Teller geben, mit etwas Wasser anfeuchten und in der Mikrowelle kurz erwärmen.
2) Kräuterquark auf der Tortilla verteilen.
3) Räucherlachs und Fetawürfel darauf verteilen.
4) Gewaschene Rucolablätter auf den Lachs geben.
5) Tortilla aufrollen und genießen.

TIPP: Auch hervorragend zum Mitnehmen ins Büro geeignet!

Portion	Zubereitungszeit	Schwierigkeitsgrad
1	5 min	Leicht

Thunfisch-Spiegelei-Burger

Energie	Kohlenhydrate	Fette	Proteine
882 kcal	63 g	45 g	55 g

Zutaten

- 3 Eier
- 1 EL Semmelbrösel
- ½ rote Paprikaschote
- 2 Dosen Thunfisch im eigenen Saft
- 2 EL Mayonnaise
- 50 g Wasserkastanien
- 2 Frühlingszwiebeln
- ½ EL grüne Currypaste
- 2 Burger-Brötchen
- 2 EL Chilisauce
- ¼ Gemüsezwiebel
- 3 Salatblätter
- 3 EL Öl

Zubereitung

1) Thunfisch in einem Sieb abtropfen lassen. Paprika, Frühlingszwiebeln, Gemüsezwiebel putzen und zerkleinern. Wasserkastanien klein hacken.
2) Thunfisch mit den Wasserkastanien, den Semmelbröseln, 1 EL Mayonnaise, den Frühlingszwiebeln, der Currypaste und einem Ei verkneten.
3) Aus der Masse 2 Frikadellen herstellen.
4) Restliches Öl erhitzen. Frikadellen darin knusprig anbraten.
5) Gemüsezwiebel mit in die Pfanne geben und darin eine Minute glasig andünsten.
6) Burger-Brötchen quer durchschneiden. Im Toaster kross rösten.
7) Chilisauce und restliche Mayonnaise verrühren.
8) 2 Spiegeleier in einer heißen Pfanne mit etwas Öl braten.
9) Burger-Brötchen mit Salat, Thunfischfrikadelle, angedünsteter Zwiebel und Spiegelei belegen. Soße darauf verteilen und genießen.

Portion	Zubereitungszeit	Schwierigkeitsgrad
2	30 min	Leicht

Ananas-Burger (Paleo geeignet)

Energie	Kohlenhydrate	Fette	Proteine
917 kcal	44 g	52 g	64 g

Zutaten

- 1 Ananas
- 1 rote Zwiebel
- 1 Zwiebel
- 600 g Rinderhack
- ½ TL Chilipulver
- 2 EL Kokosöl
- Salz
- Pfeffer

Zubereitung

1) Ananas schälen, in 8 Scheiben schneiden. Jeweils den Strunk in der Mitte entfernen.
2) Zwiebeln schälen. Die rote Zwiebel in Ringe schneiden, die andere Zwiebel fein würfeln.
3) Aus Zwiebelwürfeln, Rinderhack und den Gewürzen die Burgermasse herstellen und 4 Burgers formen.
4) Kokosöl in zwei Grillpfannen erhitzen.
5) Fleischburger, Ananasscheiben und Zwiebelringe von beiden Seiten anbraten. Darauf achten, dass die Burger auch wirklich durchgegart sind.
6) Ananasburger in folgender Reihenfolge schichten: je eine Ananasscheibe auf 4 Teller legen. Darauf eine Fleischfrikadelle legen, Zwiebelringe darauf verteilen und die zweite Ananasscheibe obenauf legen.

Portion	Zubereitungszeit	Schwierigkeitsgrad
2	15 min	Leicht

Hack-Spinat-Burger mit Spiegelei (Low Carb)

Energie	Kohlenhydrate	Fette	Proteine
305 kcal	4 g	21 g	23 g

Zutaten

- 300 g Rinderhackfleisch
- 1 Schalotte
- 2 EL Olivenöl
- 1 Knoblauchzehe
- 500 g Spinat
- 2 Tomaten
- 2 Eier
- 1 Prise Salz
- 1 Prise Pfeffer

Zubereitung

1) Schalotte und Knoblauch schälen und fein würfeln.
2) Spinatblätter und Tomaten putzen und waschen. Tomaten in Würfeln schneiden.
3) Rinderhack, Schalottenwürfel, Gewürze verkneten. 2 Frikadellen daraus formen.
4) 1 EL Öl in einer Pfanne erhitzen. Burger beidseitig anbraten. Darauf achten, dass sie auch vollständig durchgegart sind. Burger warmhalten.
5) Knoblauch im heißen Öl andünsten.
6) Spinatblätter zugeben und andünsten. Wenn sie zusammengefallen sind, Tomatenwürfel untermischen.
7) Restliches Öl in einer zweiten Pfanne erhitzen. Darin zwei Spiegeleier braten.
8) Hackburger auf einen Teller geben. Mit Spinat und Spiegelei servieren.

Portion	Zubereitungszeit	Schwierigkeitsgrad
4	35 min	Leicht

Spaghetti Carbonara mit Vollkornnudeln

Energie	Kohlenhydrate	Fette	Proteine
698 kcal	78 g	28 g	28 g

Zutaten

- 1 rote Zwiebel
- 30 g mageren Schinken
- 250 ml Kochsahne fettreduziert
- 100 g Schmelzkäse light
- 1 Eigelb
- 1 EL Kräuter der Provence
- Pfeffer
- 200 g Vollkorn-Spaghetti

Zubereitung

1) Spaghetti in kochendem Salzwasser bissfest garen und abgießen.
2) In der Zwischenzeit die Carbonara-Soße herstellen.
3) Zwiebel schälen und fein würfeln. Schinken ebenfalls in kleine Würfel schneiden. Beides in einer beschichteten Pfanne anbraten.
4) Kochsahne zugießen und etwas erhitzen.
5) Käse zufügen und unter Rühren schmelzen lassen.
6) Eigelb einrühren. Etwas stocken lassen.
7) Soße mit den Gewürzen und Kräutern abschmecken.
8) Etwa 5 Minuten bei geringer Hitze köcheln lassen.
9) Nudeln mit der Carbonara-Soße mischen und servieren.

Portion	Zubereitungszeit	Schwierigkeitsgrad
2	20 min	Leicht

Spinat-Räucherlachs-Nudeln

Energie	Kohlenhydrate	Fette	Proteine
494 kcal	46 g	21 g	25 g

Zutaten

- 120 g Vollkorn-Spaghetti
- 1 Zwiebel
- 100 g Räucherlachs
- 4 kleine Champignons
- 200 g Blattspinat (TK)
- etwas Kokosöl
- 30 ml Kochsahne fettreduziert
- 30 g Frischkäse light, (0,2 %)
- Kräuter der Provence
- frisch gehackter Dill
- Salz
- Pfeffer

Zubereitung

1) Spaghetti-Nudeln in kochendem Salzwasser bissfest garen. Danach abgießen.
2) Zwiebel schälen, fein hacken. Champignons putzen und in Scheiben schneiden.
3) Räucherlachs in kleine Stücke schneiden oder reißen.
4) Kokosöl erhitzen. Champignons und Zwiebel darin andünsten.
5) Blattspinat zugeben und unter Rühren erhitzen.
6) Räucherlachs, Kochsahne und Frischkäse zum Spinat geben und alles vermischen.
7) Spinatsoße mit den Kräutern der Provence, dem Dill, Salz und Pfeffer abschmecken.
8) Spaghetti-Nudeln und Spinatsoße miteinander vermischen und servieren.

Portion	Zubereitungszeit	Schwierigkeitsgrad
2	20 min	Leicht

Blumenkohl-Hähnchen-Pizza

Energie	Kohlenhydrate	Fette	Proteine
476 kcal	13 g	21 g	55 g

Zutaten

- 250 g Blumenkohlröschen
- 1 Ei
- 200 g Streukäse light
- 200 ml passierte Tomaten
- 150 g Hähnchenfiletstreifen
- 1 größerer Champignon
- 1 Lauchzwiebel
- Pizzagewürz

Zubereitung

1) Backofen auf 180 °C vorheizen. Ein Backblech mit Backpapier auslegen.
2) Für den Pizzaboden die Blumenkohlröschen in der Küchenmaschine fein zerkleinern.
3) Blumenkohlpüree in einem Topf erhitzen. Ungefähr 4 Minuten bei mittlerer Hitze köcheln.
4) Ei und Streukäse zur warmen Masse geben und gut verkneten. Mit Pizzagewürz abschmecken.
5) Blumenkohlteig auf dem vorbereiteten Backblech etwa 2 cm dick als Pizzaboden verteilen. Im heißen Backofen etwa 15 bis 20 Minuten backen, bis der Boden leicht gebräunt ist.
6) In der Zwischenzeit Champignon und Lauchzwiebel putzen und in feine Scheiben schneiden.
7) Passierte Tomaten auf dem Blumenkohlboden verstreichen.
8) Pizza mit den Hähnchenbruststreifen, Champignons und Lauchzwiebeln belegen. Evtl. mit Pizzagewürz nachwürzen.
9) Pizza etwa 10 Minuten im heißen Ofen fertig backen.

Portion	Zubereitungszeit	Schwierigkeitsgrad
2	35 min	Mittel

Vegetarische Zucchini-Pizza

Energie	Kohlenhydrate	Fette	Proteine
415 kcal	13 g	20 g	32 g

Zutaten

- 2 kleine Zucchini
- 2 Eier
- 150 g geriebenen Mozzarella light
- 200 ml passierte Tomaten
- 1 großer Champignon
- 2 EL Pizzagewürz

Zubereitung

1) Backofen auf 220 °C Umluft vorheizen. Ein Backblech mit einem Backpapier belegen.
2) Zucchini waschen, grob raspeln. Masse in ein Geschirrtuch geben und so viel Zucchiniwasser wie möglich auspressen.
3) Zucchiniraspel, Eier und 100 g geriebenen Mozzarella vermischen.
4) Zucchinimasse auf dem vorbereiteten Backblech möglichst dünn als Pizzaboden verteilen.
5) Im heißen Backofen etwa 10 bis 15 Minuten backen.
6) Champignon putzen und in dünne Scheiben schneiden.
7) Die passierten Tomaten auf dem Zucchiniboden verteilen.
8) Mit Champignonscheiben und restlichem Mozzarellakäse belegen.
9) Mit Pizzagewürz bestreuen.
10) Pizza nochmals für 10 Minuten im Ofen fertig backen.

Portion	Zubereitungszeit	Schwierigkeitsgrad
2	30 min	Leicht

Protein-Flammkuchen

Energie	Kohlenhydrate	Fette	Proteine
952 kcal	15 g	66 g	74 g

Zutaten

- 100 g geriebener Gouda light
- 100 g Hüttenkäse light
- 2 Eier
- 15 g Mandelmehl
- 75 g Crème fraîche
- 60 g magere Schinkenwürfel
- 1 Lauchzwiebel

Zubereitung

1) Backofen auf 180 °C Umluft vorheizen. Ein Backblech mit Backpapier belegen.
2) Für den Flammkuchenboden den Goudakäse, Hüttenkäse, die Eier und das Mandelmehl gleichmäßig verrühren.
3) Teigmasse möglichst dünn auf dem vorbereiteten Backblech verstreichen. Je dünner, desto knuspriger wird der Boden!
4) Boden im heißen Ofen etwa 10 bis 15 Minuten backen. Flammkuchenboden vorsichtig wenden und nochmals 10 bis 15 Minuten backen.
5) Lauchzwiebel putzen und in feine Ringe schneiden.
6) Crème fraîche auf dem gebackenen Boden gleichmäßig verstreichen. Mit Schinkenwürfeln und Lauchzwiebelringen belegen.
7) Flammkuchen nochmals etwa für 5 Minuten in den Ofen schieben und fertig backen.

Portion	Zubereitungszeit	Schwierigkeitsgrad
1	30 min	Leicht

Gemüse-Quinoa-Pfanne mit Fetakäse

Energie	Kohlenhydrate	Fette	Proteine
449 kcal	40 g	19 g	27 g

Zutaten

- 50 g bunter Quinoa
- 1 TL Rapsöl
- 100 g Zucchini
- 100 g Kirschtomaten
- 2 Frühlingszwiebeln
- 50 g Fetakäse
- 1 Ei
- Salz
- Pfeffer

Zubereitung

1) Backofen auf 200 °C vorheizen.
2) Quinoa in ein Sieb geben, gut abspülen und nach Packungsanleitung zubereiten.
3) Zucchini, Kirschtomaten und Frühlingszwiebeln putzen, waschen, in mundgerechte Stücke zerkleinern.
4) Gemüse im heißen Öl anbraten. Mit Salz und Pfeffer würzen.
5) Feta zerbröseln. Mit Quinoa zum Gemüse geben und untermischen.
6) Gemüse von der Mitte an den Pfannenrand schieben.
7) In dieser Mulde das Ei geben und stocken lassen.
8) Pfanne noch für einige Minuten in den heißen Ofen schieben.

Portion	Zubereitungszeit	Schwierigkeitsgrad
1	25 min	Leicht

Tomaten-Paprika-Ei-Pfanne (Shakshuka)

Energie	Kohlenhydrate	Fette	Proteine
429 kcal	19 g	30 g	21 g

Zutaten

- 150 g eingelegte geröstete Paprika mit Saft
- 5 geschälte Tomaten mit Saft (Dose)
- 4 Knoblauchzehen
- 1 Zwiebel
- 2 EL Olivenöl
- 1 EL Tomatenmark
- 1 ½ EL Harissapaste
- 4 Eier
- 4 EL griechischen Joghurt
- 1 Prise Meersalz
- Pfeffer

Zubereitung

1) Tomaten und Paprika mit einem Mixstab fein pürieren.
2) Knoblauch schälen, salzen und auf einem Schneidbrett zerdrücken. Es soll eine beigefarbene Knoblauchpaste entstehen.
3) Zwiebel schälen und fein würfeln.
4) Olivenöl in einer Pfanne erhitzen. Knoblauch und Zwiebeln unter Rühren andünsten.
5) Tomatenmark und Harissapaste einrühren und kurz mitbraten.
6) Tomaten-Paprika-Püree unterrühren. Nochmals würzen.
7) Hitze reduzieren, damit die Soße nicht anbrennt.
8) In der Tomaten-Paprika-Mischung 4 Mulden bilden. In jede Mulde jeweils ein aufgeschlagenes Ei geben.
9) Eiweiß stocken lassen. Die Eigelbe sollen dabei noch weich bleiben.
10) Shakshuka abschmecken.
11) Griechischen Joghurt darauf verteilen und sofort servieren.

TIPP: Dazu schmeckt Fladenbrot sehr gut.

Portion	Zubereitungszeit	Schwierigkeitsgrad
2	20 min	Leicht

Tofu in knuspriger Gemüsechips-Panade

Energie	Kohlenhydrate	Fette	Proteine
655 kcal	49 g	36 g	29 g

Zutaten

- 60 g getrocknete Zucchinichips
- 2 EL Reismehl
- 100 ml Sojamilch
- 100 g Natur-Tofu
- 1 TL Kokosöl
- 30 g Feldsalat
- 5 Cocktailtomaten
- 1 EL Olivenöl
- 1 TL Honig
- 1 TL Senf
- 15 g Nüsse und Beeren nach Wahl
- Salz
- Pfeffer

Zubereitung

1) Backofen auf 175 °C Umluft vorheizen. Backblech mit Backpapier auslegen.
2) Gemüsechips fein zerkleinern. Dies funktioniert am einfachsten, indem man sie in einen Gefrierbeutel gibt und z.B. mit einem Nudelholz oder Fleischklopfer zerschlägt. Pulver in eine flache Schale oder Teller geben.
3) Mehl und Sojamilch ebenfalls in eine flache Schale geben.
4) Tofu gleichmäßig portionieren und nacheinander panieren. Dazu erst im Mehl, dann in der Sojamilch und anschließend in den Gemüsechips rundum wälzen. Panade etwas andrücken.
5) Backpapier mit etwas Kokosöl einstreichen. Tofustücke darauf geben, mit etwas Öl einstreichen. Salzen und pfeffern.
6) Blech in den heißen Ofen geben und etwa 15 Minuten backen. Falls die Panade zu dunkel wird, mit Alufolie bedecken.
7) Aus Olivenöl, Honig, Senf, Gewürzen und etwas Wasser ein Dressing herstellen.
8) Feldsalat und Cocktailtomaten putzen und waschen.
9) Den fertig gebackenen Tofu neben dem Salat auf einem Teller anrichten. Dressing über den Salat verteilen. Mit Nüssen und Beeren bestreut servieren.

Portion	Zubereitungszeit	Schwierigkeitsgrad
1	25 min	Mittel

Schichtsalat mit Hähnchenbrust

Energie	Kohlenhydrate	Fette	Proteine
628 kcal	22 g	38 g	45 g

Zutaten

- 250 g Hähnchenbrustfilet
- 1 EL Rapsöl
- 1 hart gekochtes Ei
- 100 g junger Spinat
- 2 Tomaten
- 75 g Schafskäse
- 1 Chicorée
- 1 Avocado
- Saft einer halben Zitrone
- 4 EL Himbeeressig
- Salz
- Pfeffer

Zubereitung

1) Hähnchenbrustfilet waschen, von Fett und Sehnen befreien, mit einem Küchenkrepp trocken tupfen, salzen und pfeffern.
2) Das Hähnchenbrustfilet im heißen Öl rundum anbraten. Heißes Wasser zugießen – der Pfannenboden sollte etwa bedeckt sein. Hähnchenbrustfilet zugedeckt bei geringer Hitze etwa 4 bis 5 Minuten garen lassen. Dann aus der Pfanne nehmen und abkühlen.
3) In der Zwischenzeit das Gemüse putzen, waschen und nach Wunsch in Würfel oder Streifen schneiden.
4) Das gekocht Ei klein hacken. Den Schafskäse zerbröseln.
5) Avocadostücke und etwas Zitronensaft verrühren, damit das Fruchtfleisch nicht braun wird.
6) Das abgekühlte Hähnchenbrustfilet würfeln. Alle Zutaten schichtweise in eine Schüssel geben. Den Abschluss sollten Hähnchenfleisch und Ei bilden.
7) Vinaigrette über dem Salat verteilen.

Portion	Zubereitungszeit	Schwierigkeitsgrad
2	40 min	Mittel

Kartoffel-Gemüse-Salat mit Thunfischsauce

Energie	Kohlenhydrate	Fette	Proteine
472 kcal	49 g	18 g	28 g

Zutaten

- 500 g festkochende Kartoffeln, vorgegart und gepellt
- 2 hart gekochte Eier
- Saft einer Viertel Zitrone
- 1 Dose Thunfisch im eigenen Saft
- 20 g Kapern
- 150 g fettarmen Naturjoghurt
- 75 g saure Sahne
- 1,5 EL Olivenöl
- 250 g Möhren
- 100 g Erbsen (TK)
- 75 g grüne Bohnen
- ½ rote Zwiebel
- 30 ml Essig
- Salz
- Pfeffer

Zubereitung

1) Thunfisch in ein Sieb geben und abtropfen. Kapern abgießen.
2) Beides mit Zitronensaft, Joghurt, sauer, Sahne, Olivenöl mit einem Pürierstab schaumig mixen. Mit den Gewürzen abschmecken und kühl stellen.
3) Bohnen und Möhren putzen und waschen. Möhren in feine Würfel scheiden.
4) Bohnen in kochendes Salzwasser geben. 2 Minute kochen.
5) Möhren zugeben, mitkochen. Nach 3 Minuten die Erbsen zugeben und weitere 3 Minuten kochen lassen. Gemüse abgießen, mit kaltem Wasser abschrecken.
6) Essig mit 70 ml Wasser zum Kochen bringen.
7) Zwiebel schälen, fein hacken und mit dem kochenden Essigwasser übergießen. Etwa 1 Minute ziehen lassen. Dann abgießen, mit kaltem Wasser abschrecken und gut abtropfen lassen.
8) Kartoffeln in mundgerechte Würfel oder Scheiben schneiden.
9) Sämtliches Gemüse in einer Schüssel mischen. Thunfischsauce zugeben und gut untermengen. Vor dem Servieren abschmecken und mit den zerkleinerten Eiern garnieren.

Portion	Zubereitungszeit	Schwierigkeitsgrad
3	60 min	Leicht

Thailändischer Melonen-Radieschen-Salat

Energie	Kohlenhydrate	Fette	Proteine
403 kcal	20 g	27 g	18 g

Zutaten

- 1 Bund Radieschen
- 200 g Wassermelone
- 1 kleine rote Zwiebel
- 150 g Rucola
- ½ Bund glatte Petersilie
- 2 cm frischen Ingwer
- 2 EL gerösteter schwarzer Sesam
- Saft einer kleinen Limette
- 1,5 EL Sojasoße
- 1 TL Sesamöl
- 2 EL Olivenöl
- 1 TL Chilisoße
- 150 g körniger Frischkäse, fettreduziert

Zubereitung

1) Gemüse putzen und waschen. Radieschen in dünne Scheiben schneiden. Zwiebel fein würfeln. Ingwer schälen, fein reiben, gut auspressen und Saft auffangen.
2) Wassermelone in Kugeln oder Würfel schneiden. Rucola und Petersilie trocken schütteln, evtl. etwas kleiner zupfen.
3) Aus Ingwer-, Limettensaft, Sojasoße, Sesamöl, Olivenöl und der Chilisoße ein Dressing herstellen.
6) Gemüse und Obst mit dem Dressing gut vermengen.
7) Vor dem Servieren den körnigen Frischkäse als Topping aufsetzen und mit gerösteten Sesamkörnern bestreuen.

Portion	Zubereitungszeit	Schwierigkeitsgrad
2	30 min	Leicht

Snacks

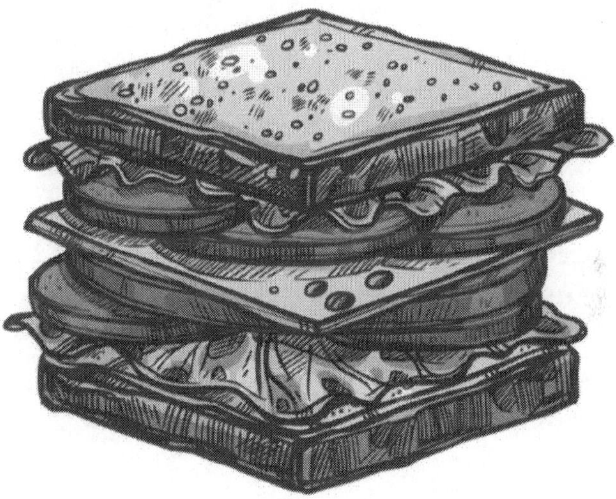

Mediterraner Emmentaler-Salat

Energie	Kohlenhydrate	Fette	Proteine
486 kcal	9 g	35 g	32 g

Zutaten

- 2 Zucchini
- 2 rote Paprikaschoten
- 1 Knoblauchzehe
- 1 EL Olivenöl
- 3 Halme Schnittlauch
- 400 g Emmentaler am Stück
- Meersalz
- grober Pfeffer
- 1 TL Piment d'Espelette
- Saft einer halben Zitrone

Zubereitung

1) Zucchini und Paprikaschoten waschen und putzen. Beide Gemüsesorten der Länge nach halbieren. Kerne und weiße Innenwände aus der Paprikaschote entfernen. Zucchini und Paprikaschoten in feine Streifen schneiden.
2) Die geschälte Knoblauchzehe fein hacken.
3) Olivenöl in eine große Pfanne geben und erhitzen. Hitze reduzieren. Gemüsestreifen hineingeben, etwa 2-3 Minuten unter gelegentlichem Rühren nur leicht anbräunen, damit es noch „bissfest" bleibt.
4) Erst jetzt die gehackte Knoblauchzehe zufügen, kurz anbraten.
5) Gemüse mit den Gewürzen abschmecken und „lauwarm" abkühlen lassen.
6) In der Zwischenzeit Schnittlauch waschen, trocknen, in feine Röllchen schneiden.
7) Käse ebenfalls nach Wunsch raspeln, in feine Stifte oder Würfel zerkleinern.
8) Käse, Gemüse, Schnittlauch und Zitronensaft gut miteinander mischen.

TIPP: Milde Käsesorten wie Gouda oder Feta eignen sich ebenfalls sehr gut für diesen Salat. Er lässt sich bereits auch sehr gut am Vortag zubereiten.

Portion	Zubereitungszeit	Schwierigkeitsgrad
4	15 min	Leicht

Bananen-Haferflocken-Kekse

Energie	Kohlenhydrate	Fette	Proteine
394 kcal	57 g	9 g	34 g

Zutaten

- 20 g Butter
- 125 ml Mandeldrink ungesüßt
- 180 g besonders zarte Haferflocken
- 50 g Haferflocken (normal)
- 2 reife Bananen
- 40 g neutrales Proteinpulver
- 40 g Honig

Zubereitung

1) Backofen auf 150 °C Ober-/Unterhitze vorheizen.
2) Butter vorsichtig auf dem Herd schmelzen (nicht braun werden lassen!). Den ungesüßten Mandeldrink einrühren.
3) Topf vom Herd nehmen, beide Haferflockensorten vollständig untermengen, zugedeckt 5 Minuten stehen lassen.
4) Bananen schälen und mithilfe einer Gabel cremig pürieren.
5) Bananen, Proteinpulver und Honig mit dem Haferflocken-Butter-Gemisch klümpchenfrei verrühren. Etwa 2 bis 4 Minuten stehen lassen.
6) Mit einem Löffel aus dem Teig nebeneinander 16 Kekshäufchen auf ein mit Backpapier ausgelegtes Backblech setzen. Evtl. deren Form mit etwas Wasser befeuchteten Fingern anpassen.
7) Kekse auf mittlerer Schiene im vorgeheizten Backofen etwa 30 Minuten backen.
8) Anschließend auf ein Kuchengitter setzen und auskühlen lassen.

Portion	Zubereitungszeit	Schwierigkeitsgrad
4	15 min	Leicht

Gratinierter Pfirsich-Hähnchen-Toast

Energie	Kohlenhydrate	Fette	Proteine
651 kcal	67 g	14 g	60 g

Zutaten

- ½ Bund Rucola oder Basilikum
- 300 g Hähnchenbrustfilet
- 3 Pfirsiche
- 2 Tomaten
- 75 g Frischkäse fettreduziert
- 50 g italienischer Hartkäse, z.B. Grana Padano
- 4 Scheiben (200g) Vollkorntoast
- Salz
- Pfeffer

Zubereitung

1) Einen Topf Wasser zum Kochen bringen, Backblech mit Backpapier auslegen.
2) Rucola waschen, trocknen, von groben Stielen befreien und fein hacken.
3) Hähnchenbrustfilet waschen, Fett und Sehnen entfernen, mit einem Küchenkrepp trocken tupfen, salzen und pfeffern. Danach im feingehackten Rucola rundum panieren.
4) Filet mit Klarsichtfolie fest umwickeln. Zusätzlich noch in Alufolie wickeln und diese an beiden Seiten wie einen Bonbon fest verschließen.
5) „Fleisch-Bonbon" im heißen Wasser zugedeckt bei kleiner Hitze etwa 10 bis 12 Minuten garen. Dann herausnehmen und in der Folie ruhen lassen.
6) Pfirsiche kreuzförmig einschneiden, in kochendem Wasser kurz blanchieren, häuten und in Spalten schneiden.
7) Tomaten waschen, Stielansatz entfernen, in dünne Scheiben schneiden.
8) Den fein geriebenen Hartkäse mit dem Frischkäse vermengen.
9) Brotscheiben toasten, auf das vorbereitete Backblech geben. Ofen auf 225 °C vorheizen.
10) Das Hähnchenbrustfilet auspacken und in dünne Scheiben schneiden.
11) Tomatenscheiben auf den Toastbroten verteilen, salzen und pfeffern. Dann Fleischscheiben und Pfirsichspalten darauf geben.
12) Mit der Käsemischung bestreichen und im heißen Backofen etwa 10 bis 12 Minuten gratinieren.

Portion	Zubereitungszeit	Schwierigkeitsgrad
2	50 min	Mittel

Süß deftige Brot-Variation

Energie	Kohlenhydrate	Fette	Proteine
732 kcal	68 g	35 g	28 g

Zutaten

- 2 Scheiben (100 g) Vollkornbrot
- 1 EL Mandelmus
- 3 Scheiben Mango
- 2 EL Granatapfelkerne
- 3 Scheiben Serranoschinken
- ½ Avocado ohne Schale und Kern
- 3 Cherrytomaten
- Salz, Pfeffer

Zubereitung

1) Die Mangoscheiben und Avocadohälfte in Streifen schneiden. Cherrytomaten waschen und halbieren.
2) Eine Brotscheibe mit Mandelmus bestreichen, mit den Mangostreifen belegen und den Granatapfelkernen bestreuen.
3) Die zweite Brotscheibe mit dem Serranoschinken belegen. Avocadostreifen und Tomatenhälften darauf verteilen.
4) Brote nach Geschmack salzen und pfeffern.

Portion	Zubereitungszeit	Schwierigkeitsgrad
1	10 min	Leicht

Mandel-Dattel-Bällchen

Energie	Kohlenhydrate	Fette	Proteine
871 kcal	93 g	46 g	21 g

Zutaten

- 10 getrocknete Datteln
- 2 EL getrocknete Sauerkirschen
- 6 getrocknete Aprikosen
- 50 g gehackte Mandeln
- 1 TL Kakaopulver
- 20 g Kokosraspeln

Zubereitung

1) Datteln vierteln und Kerne entfernen. Dattelstücke für etwa 20 Minuten in warmes Wasser legen. Anschließend in einem Sieb abtropfen lassen.
2) Sauerkirschen und Aprikosen etwas zerkleinern.
3) Alle Zutaten bis auf die Kokosraspeln in ein hohes Gefäß geben und mit einem Pürierstab fein mixen. Es sollte eine feste und etwas klebrige Masse entstehen.
4) Die Hände etwas anfeuchten.
5) Aus der Dattelmasse kleine Kugeln (etwa so groß wie eine Walnuss) rollen. Diese in den Kokosraspeln wälzen.
6) Mandel-Dattel-Bällchen im Kühlschrank fest werden lassen.

Vegan	Portion	Zubereitungszeit	Schwierigkeitsgrad
	1	30 min (ohne Kühlzeit)	Leicht

Bananen-Müsli-Muffins

Energie	Kohlenhydrate	Fette	Proteine
226 kcal	26 g	6 g	9 g

Zutaten

- 250 g gemahlene Haferflocken
- 1 TL Zimt
- 2 TL Backpulver
- 40 g Kokosblütenzucker
- 2 reife Bananen
- 250 ml ungesüßten Mandeldrink
- 70 ml Sonnenblumenöl
- 60 g Protein Müsli Schokolade

Zubereitung

1) Backofen auf 180 °C vorheizen. Eine Muffin-Backblech mit 10 Papierförmchen vorbereiten.
2) Alle trockenen Zutaten in einer Schüssel miteinander vermischen.
3) Bananen mit einer Gabel zerdrücken. Mandelmilch und Sonnenblumenöl zugießen und alles gut verrühren.
4) Diese flüssige Mischung zur Haferflockenmischung geben und einen glatten Teig herstellen.
5) Teig auf die Papierförmchen verteilen. Muffins mit dem Schoko-Müsli bestreuen.
6) Im heißen Backofen etwa 30 Minuten backen. Die Stäbchenprobe (unbedingt ein Holzstäbchen verwenden!) zeigt, ob die Muffins fertig sind.
7) Aus dem Ofen nehmen und auf einem Kuchengitter auskühlen lassen.

TIPP: Je nach Geschmack kann man vor dem Backen in jeden Muffin eine kleine Vertiefung eindrücken und dies mit einen TL Marmelade füllen. Oder die Muffins nach dem Backen mit Marmelade besteichen.

Vegan

Portion	Zubereitungszeit	Schwierigkeitsgrad
10	40 min	Leicht

Vegetarische Kartoffel-Gemüse-Tortilla

Energie	Kohlenhydrate	Fette	Proteine
100 kcal	6 g	5 g	6 g

Zutaten

- 250 g festkochende Kartoffeln
- ½ Stange Lauch
- ½ Bund Schnittlauch
- ½ weiße Zwiebel
- 3 EL Olivenöl
- 4 Eier
- Salz
- Pfeffer

Zubereitung

1) Kartoffeln schälen und in kochendem Wasser ca. 20 Minuten garen. Etwas abkühlen lassen. Dann in dünne Scheiben schneiden.
2) In der Zwischenzeit das Gemüse vorbereiten. Lauch und Schnittlauch waschen, in feine Röllchen schneiden. Zwiebel schälen, in feine Streifen schneiden.
3) 2 EL Öl in einer Pfanne erhitzen. Lauch und Zwiebeln glasig dünsten. Die Kartoffelscheiben zugeben und kurz mitbraten. Mit Salz und Pfeffer würzen.
4) Eier schaumig aufschlagen. Mit den Gewürzen kräftig abschmecken.
5) Kartoffel-Lauch-Zwiebel-Gemisch mit den Eiern vermischen.
6) Restliches Öl in der Pfanne erhitzen. Gemüse-Eier-Masse hinzufügen und jede Seite etwa 10 Minuten bei geringer Hitze stocken lassen.
7) Tortilla auf einen warmen Teller gleiten lassen, in 8 Stücke schneiden und mit Schnittlauchröllchen bestreut servieren.

TIPP: Dazu schmeckt ein Quark-Frischkäse-Dip sehr lecker!

Portion	Zubereitungszeit	Schwierigkeitsgrad
8	60 min	Mittel

Eiweißbrot-Sandwiches mit Krautsalat

Energie	Kohlenhydrate	Fette	Proteine
328 kcal	17 g	13 g	27 g

Zutaten

- 4 Scheiben Eiweißbrot
- 100 g Weißkohl
- 1 weiße Zwiebel
- 2 TL Weißweinessig
- 1 TL Honig
- 2 Gewürzgurken
- 1 Tomate
- 3 EL süßer Senf
- 4 Scheiben Putenbrust
- 1 hartgekochtes Ei
- Salz
- Pfeffer

Zubereitung

1) Weißkohl putzen und in feine Streifen schneiden. Zwiebel schälen, in feine Würfel schneiden.
2) Weißkohl, Zwiebelwürfel, Weißweinessig, Honig und Gewürze in einer Schüssel kräftig durchkneten, bis Flüssigkeit austritt. Dann etwa 10 Minuten ruhen lassen.
3) Tomate waschen, Strunk entfernen. Tomate, Gewürzgurken und das hartgekochte Ei in Scheiben schneiden.
4) Die Brotscheiben mit dem Senf bestreichen.
5) Je 2 Scheiben mit Putenbrust, Krautsalat, Tomate, Gewürzgurke und Ei nach Wunsch belegen.
6) Mit den beiden restlichen Brotscheiben bedecken.
7) Sandwiches diagonal durchschneiden und genießen.

Portion	Zubereitungszeit	Schwierigkeitsgrad
2	15 min	Leicht

Garnelen im Teigmantel

Energie	Kohlenhydrate	Fette	Proteine
500 kcal	65 g	13 g	26 g

Zutaten

- 2 Eier
- 100 g Speisestärke
- 100 g Mehl
- 250 ml eiskaltes Wasser
- 1 Bund Lauchzwiebeln
- 150 g Rettich
- 300 ml Dashi (Gemüsebrühe)
- 5 EL Reisessig
- 5 EL Sojasauce
- 6 EL Mehl
- 500 g geschälte gekochte TK-Garnelen, küchenfertig
- Öl zum Frittieren

Zubereitung

1) Garnelen in einem Sieb auftauen lassen.
2) Eier in einer Schüssel aufschlagen. Speisestärke, Mehl und kaltes Wasser zugießen und verrühren. Es soll eine noch etwas „klumpige" Masse entstehen. Ei-Mehl-Mischung 5 bis 10 Minuten kühl stellen.
3) Öl in einem Topf erhitzen.
4) In der Zwischenzeit die Lauchzwiebeln und den Rettich putzen. Beides fein raspeln.
5) Dashi bzw. Gemüsebrühe, Reisessig und Sojasauce miteinander verrühren. In einem Topf etwas erwärmen.
6) Garnelen waschen, mit einem Küchenkrepp trocken tupfen. Zuerst im Mehl wenden, dann mit einer Gabel durch die Teigmischung ziehen. Danach im heißen Öl etwa 4 Minuten goldbraun ausbacken.
7) Auf einem Küchenkrepp etwas abtropfen lassen.
8) Frittierte Garnelen mit den Gemüsestreifen und dem Dashi-Dip servieren.

TIPP: Dazu passen sehr gut japanische Lagerbiere wie Asahi oder Kirin.

Portion	Zubereitungszeit	Schwierigkeitsgrad
4	30 min	Mittel

Sardinen-Spieße für den Grill

Energie	Kohlenhydrate	Fette	Proteine
315 kcal	2 g	12 g	49 g

Zutaten

- 1 kg Sardinen (frisch oder TK)
- 2 mittelgroße Zitronen
- frische Lorbeerblätter

Zubereitung

1) Die angetauten TK-Sardinen unter fließendem kaltem Wasser spülen. Frische Sardinen putzen und ebenfalls kalt abspülen.
2) Zitronen waschen und in dünne Scheiben schneiden.
3) Immer 2 bis 3 Sardinen (je nach Größe) auf zwei Holzspieße stecken. Dazu jeweils einen Spieß knapp unter dem Kopf, den anderen Spieß kurz vor dem Schwanz einstechen. Zwischen die Fische jeweils Zitronenscheiben und Lorbeerblätter ebenfalls auf den Spießen anbringen.
4) Sardinenspieße unter mehrmaligem Wenden bei mittlerer Hitze etwa 5 bis 8 Minuten grillen.

TIPP: Dazu schmeckt sehr lecker ein selbstgemachter Zaziki

Portion	Zubereitungszeit	Schwierigkeitsgrad
4	15 min	Leicht

Gegrillte Chicken Wings-Spieße

Energie	Kohlenhydrate	Fette	Proteine
271 kcal	20 g	12 g	40 g

Zutaten

- 16 mittelgroße Chicken Wings
- 2 cm frischen Ingwer
- 2 Knoblauchzehen
- 4 Stangen Frühlingszwiebeln
- 4 TL Hoison-Sauce
- 13 TL warmes Wasser
- 1 TL Honig
- 1 TL schwarzer Pfeffer aus der Mühle
- 1 TL Salz

Zubereitung

1) Ingwer und Knoblauch schälen. Frühlingszwiebeln putzen. Alles fein hacken.
2) Dies mit der Hoison-Sauce, dem Wasser, dem Honig und den Gewürzen in einer Schüssel gut verrühren.
3) Chicken Wings kalt waschen, mit einem Küchenkrepp trocken tupfen. Flügelspitzen von den Wings entfernen.
4) Chicken Wings etwa 30 Minuten in der hergestellten Sauce marinieren.
5) Immer 2 Hähnchenflügel jeweils auf 2 Holzspießen befestigen.
6) Diese bei mittlerer Hitze etwa 15 bis 20 Minuten unter mehrmaligem Wenden knusprig grillen. Zwischendurch immer wieder mit der Marinade einstreichen.
7) Spieße in eine Aluschale legen, mit der Marinade komplett begießen und nochmals 2 bis 3 Minuten auf den heißen Grill stellen.

TIPP: Um zu verhindern, dass die Marinade in die Grillglut tropft empfiehlt sich das Grillen in Alufolie oder in einer Aluschale. Zu den knusprigen Chicken Wings schmeckt ein chinesischer Selleriesalat sehr lecker!

Portion	Zubereitungszeit	Schwierigkeitsgrad
4	50 min	Mittel

Schokolade Bananen-Walnuss-Proteinshake

Energie	Kohlenhydrate	Fette	Proteine
339 kcal	35 g	5 g	36 g

Zutaten

- 200 ml Milch
- 2 EL Joghurt Natur
- 30 g Molkenproteinpulver Schoko
- 1 TL Haferflocken
- ½ Banane
- 3 Eiswürfel

Zubereitung

1) Banane schälen und in Stücke schneiden.
2) Schokoladenmilch, Vanillejoghurt, Proteinpulver, Walnüsse, Bananenstücke, Haferflocken und Eiswürfel in einem Mixer kräftig vermixen.

Portion	Zubereitungszeit	Schwierigkeitsgrad
1	10 min	Leicht

Obst-Nuss-Müsli

Energie	Kohlenhydrate	Fette	Proteine
709 kcal	70 g	41 g	15 g

Zutaten

- 50 g getrocknete Datteln
- 50 g getrocknete Aprikosen
- 50 g Paranüsse
- 150 g kernige Haferflocken
- 50 g gemahlene Mandeln
- 50 g Butter
- 4 EL brauner Zucker
- 1 EL Ahornsirup
- 50 ml Milch

Zubereitung

1) Backofen auf 160 °C Ober-/Unterhitze vorheizen. Ein Backblech mit Backpapier auslegen.
2) Datteln, Aprikosen und Paranüsse fein hacken. Mit den Haferflocken und den Mandeln in einer Schüssel vermengen.
3) Butter in einer Pfanne schmelzen. Zucker und Sirup vorsichtig einrühren, damit der Zucker sich vollständig auflösen kann. Langsam zum Köcheln bringen bis der Zucker zu karamellisieren beginnt. Dann die Milch langsam einrühren.
4) Das Zucker-Butter-Gemisch gut unter die Dattel-Flockenmischung heben.
5) Müslimischung auf dem vorbereiteten Backblech gleichmäßig verteilen. Die Menge reicht etwa für ein halbes Backblech.
6) Etwa 20 Minuten im heißen Ofen backen. Blech aus dem Ofen nehmen.
7) Müslimischung sofort mit einem Löffel in die gewünschte Größe zerbröseln.
8) Gut auskühlen lassen. Dann in ein fest verschließbares Glasgefäß füllen.

TIPP: Die Müslimischung ist mindestens 2 bis 3 Wochen haltbar. Natürlich können auch noch andere getrocknete Früchte oder Körner beigefügt werden.

Portion	Zubereitungszeit	Schwierigkeitsgrad
3	35 min	Leicht

Overnight-Obst-Joghurt-Müsli

Energie	Kohlenhydrate	Fette	Proteine
385 kcal	71 g	4 g	12 g

Zutaten

- 1 EL Reisflocken
- 1 EL zarte Haferflocken
- 1,5 EL gepufften Amaranth
- 100 ml Wasser
- 1 Granatapfel
- 100 g Soja- oder Naturjoghurt
- 1 kleine Banane
- 1 EL Mandelblättchen

Zubereitung

1) Reisflocken, Haferflocken, Amaranth in das Wasser einrühren.
2) Getreide-Wasser-Mischung in ein Glasgefäß geben.
3) Granatapfel halbieren. Die eine Hälfte entkernen, die andere Hälfte entsaften.
4) Saft in den Joghurt einrühren. Diese Masse ins Glas einschichten. Granatapfelkerne darauf verteilen.
5) Das Glas verschließen und „over night" (= über Nacht) im Kühlschrank ziehen lassen.
6) Banane schälen, in Scheiben schneiden, auf dem Müsli verteilen.
7) Mit Mandelblättchen bestreut genießen.

Portion	Zubereitungszeit	Schwierigkeitsgrad
1	10 min	Leicht

Power-Müsliriegel

Energie	Kohlenhydrate	Fette	Proteine
138 kcal	9 g	5 g	12 g

Zutaten

- 6 Eier
- 500 g Magerquark
- 200 g Haferflocken
- 15 ml Süßstoff
- 60 g Whey Proteinpulver (Geschmack nach Wahl)
- 60 g gehackte Mandeln

Zubereitung

1) Backofen auf 180 °C Ober-/Unterhitze vorheizen. Ein Backblech mit Backpapier auslegen.
2) Eier mit einem Handrührgerät aufschlagen. Magerquark unterrühren. Haferflocken, Proteinpulver, Mandeln und Süßstoff zufügen und alles gut vermengen.
3) Müsliriegel-Mischung auf dem vorbereiteten Backblech gleichmäßig verteilen (etwa 2 cm hoch).
4) Etwa 25 Minuten im heißen Ofen backen. Blech aus dem Ofen nehmen und etwas abkühlen lassen.
5) Aus der noch lauwarmen Masse 16 gleichgroße Riegel schneiden.
6) Gut auskühlen lassen. Dann in eine fest verschließbare Blechdose legen.

TIPP: Zwischen den Riegeln Backpapier-Stücke legen, damit diese nicht aneinanderkleben. Die Müsliriegel lassen sich in der Blechdose etwa 2 bis 3 Wochen aufbewahren.

Portion	Zubereitungszeit	Schwierigkeitsgrad
16	35 min	Leicht

Abendessen

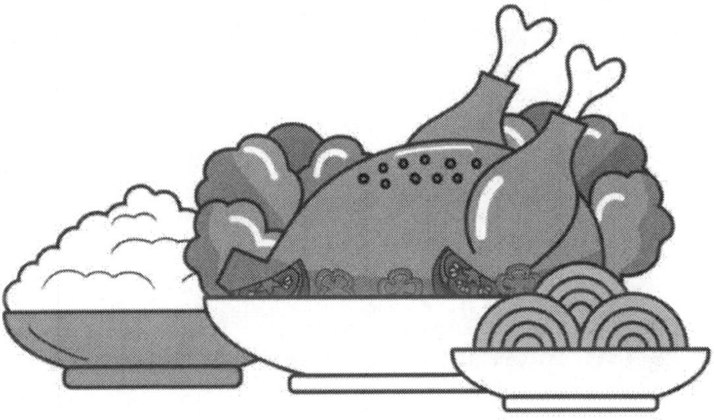

Glasiertes Aprikosenhähnchen

Energie	Kohlenhydrate	Fette	Proteine
311 kcal	10 g	8 g	48 g

Zutaten

- 200 g Hähnchenbrustfilet
- 1 TL Pflanzenöl
- 1 EL zuckerfreie Aprikosenkonfitüre
- 1 TL Sojasauce
- Salz
- Pfeffer
- Chiliflocken

Zubereitung

1) Backofen auf 180 °C vorheizen. Ein Backblech mit Backpapier auslegen.
2) Hähnchenbrustfilet waschen, von Sehnen und Fett befreien, mit einem Küchenkrepp trocken tupfen, mit Salz und Pfeffer würzen.
3) Hähnchenbrust auf das Backblech legen und mit Alufolie bedecken.
4) Im heißen Ofen 20 Minuten backen.
5) Aus Aprikosenkonfitüre, Sojasauce und Chiliflocken eine Glasur herstellen.
6) Hähnchenbrust damit bestreichen und im Backofen 5 bis 8 Minuten ohne Alufolie auf oberster Schiene grillen.
7) Vor dem Servieren erneut mit der Glasur überziehen.

TIPP: Dazu passt sehr gut Reis oder Ofengemüse.

Portion	Zubereitungszeit	Schwierigkeitsgrad
1	30 min	Leicht

Buddha Bowl mit Süßkartoffeln und Hähnchenbrust

Energie	Kohlenhydrate	Fette	Proteine
1158 kcal	104 g	47 g	61 g

Zutaten

- 150 g Süßkartoffeln
- 100 g Brokkoli
- 80 g Kichererbsen
- 100 g Hähnchenbrustfilet
- 1 EL Kokosöl
- 50 g Vollkornreis
- 2 EL Erdnussbutter
- 1 TL Honig
- 2 TL Sojasauce
- 4 EL Wasser
- 30 g Spinat
- 1 EL Proteinflakes
- 1 Chilischote
- Salz
- Pfeffer
- Paprika

Zubereitung

4) Backofen auf 180 °C vorheizen. Ein Backblech mit Backpapier auslegen.
5) Brokkoli in Röschen schneiden und waschen. Süßkartoffel schälen, in Scheiben schneiden. Spinat putzen, waschen und abtropfen lassen. Chilischote fein hacken.
6) Süßkartoffel, Brokkoliröschen, Kichererbsen und Hähnchenbrustfilet auf dem vorbereiteten Backblech gleichmäßig verteilen. Alles mit dem Öl bestreichen und mit den Gewürzen kräftig bestreuen.
7) Im heißen Ofen etwa 25 bis 30 Minuten garen.
8) Vollkornreis nach Packungsanleitung zubereiten.
9) Aus Erdnussbutter, Honig, Sojasauce und dem Wasser ein cremiges Dressing herstellen und nach Wunsch abschmecken.
10) Nach Ende der Garzeit sämtliche Zutaten in einer Schüssel anrichten, mit dem Dressing beträufeln und mit den Proteinflakes und der gehackten Chilischote bestreuen.

TIPP: Die Buddha Bowl eignet sich hervorragend auch für Meal Prep.

Portion	Zubereitungszeit	Schwierigkeitsgrad
1	35 min	Leicht

Kürbis-Blumenkohl-Hackauflauf

Energie	Kohlenhydrate	Fette	Proteine
598 kcal	37 g	23 g	52 g

Zutaten

- 350 g Butternut-Kürbis
- 2 EL Kokosöl
- 1 Zwiebel
- 3 Knoblauchzehen
- 15 mittelgroße Champignons
- 4 Thymianzweige
- 4 Rosmarinzweige
- 350 g Geflügelhack
- 1 Dose passierte Tomaten
- 500 g Blumenkohl
- 200 ml Gemüsebrühe
- 125 ml Mandelmilch
- Salz
- Pfeffer

Zubereitung

1) Backofen auf 160 °C vorheizen.
2) Butternut-Kürbis schälen, halbieren, Kerne entfernen, grob zerteilen, mit 1 EL Kokosöl bestreichen. Im heißen Ofen etwa 30 Minuten backen.
3) Blumenkohl putzen, in Röschen schneiden und im heißen Salzwasser bissfest garen.
4) Zwiebel und Knoblauch schälen und fein hacken. Pilze putzen, in feine Scheiben schneiden. Thymian- und Rosmarinzweige waschen, trocken schütteln und fein hacken.
5) Zwiebeln im heißen Kokosöl glasig andünsten. Knoblauch zugeben. Alles etwa 10 Minuten bei geringer Hitze dünsten.
6) Champignonscheiben und Kräuter untermischen.
7) Geflügelhack zufügen und durchbraten.
8) Mit den passierten Tomaten und der Gemüsebrühe ablöschen. Zugedeckt etwa 15 Minuten köcheln.
9) Blumenkohl abgießen. Zusammen mit den Kürbisstücken und der Mandelmilch in der Küchenmaschine pürieren. Kräftig salzen und pfeffern.
10) Hackfleisch in einer Auflaufform verteilen. Mit dem Püree bestreichen und im heißen Ofen etwa 30 Minuten bräunen.

Portion	Zubereitungszeit	Schwierigkeitsgrad
2	75 min	Leicht

Putenbraten an kalter Kräuter-Ei-Sauce

Energie	Kohlenhydrate	Fette	Proteine
456 kcal	34 g	17 g	45 g

Zutaten

- 250 g Putenbrustfilet
- ½ EL Joghurtbutter
- 1,5 Zwiebeln
- 75 ml Geflügelbrühe
- 1 hart gekochtes Ei
- 1 Handvoll Spinatblätter
- 250 g festkochende Kartoffeln
- Saft einer Viertel Zitrone
- ½ Bund gemischte Kräuter
- 50 g saure Sahne
- 25 g fettarmer Frischkäse
- 150 g fettarmer Naturjoghurt
- 1 TL mittelscharfer Senf
- 2 Radieschen
- ½ Prise Zucker
- Salz
- Pfeffer

Zubereitung

1) Backofen auf 175 °C vorheizen.
2) Putenbrust waschen, von Fett und Sehnen befreien, trocknen, mit geschmolzener Butter einstreichen. Kräftig mit Salz und Pfeffer einreiben.
3) Einen Bratschlauch auf 60cm Länge zuschneiden. Eine Seite fest verschließen.
4) Zwiebeln schälen, grob zerkleinern. Zwiebeln, Putenbraten, restliche Butter und Geflügelbrühe in den Bratschlauch geben und fest verschließen.
5) Bratschlauch oben mehrmals einstechen, auf ein Blech legen und im heißen Ofen auf 2. Schiene von unten etwa 60 Minuten garen.
6) Kartoffeln waschen, in Salzwasser etwa 20 – 25 Minuten kochen.
7) Spinat waschen, mit kochendem Wasser übergießen, kalt abschrecken und in einem Sieb abtropfen lassen.
8) Kräuter waschen, trocken schütteln. Mit Spinat, saurer Sahne, Joghurt, Senf, Frischkäse, geputzten Radieschen und grob gehackten Eiern mit einem Mixer pürieren. Kräftig würzen und kühlen.
9) Kartoffeln abgießen, pellen.
10) Putenbraten aus dem Bratschlauch nehmen und in Scheiben schneiden.
11) Putenbraten mit Kartoffeln und gekühlter Kräuter-Ei-Soße servieren.

Portion	Zubereitungszeit	Schwierigkeitsgrad
2	80 min	Mittel

Basilikum-Puten-Röllchen mit Süßkartoffelpüree

Energie	Kohlenhydrate	Fette	Proteine
480 kcal	42 g	18 g	43 g

Zutaten

- ¼ Bund Basilikum
- 20 g getrocknete Tomaten
- 50 g Frischkäse
- 2 dünne Putenschnitzel
- 1 EL Olivenöl
- 300 g Süßkartoffeln
- 1 EL gehackte Rosmarinnadeln
- Salz
- Pfeffer

Zubereitung

1) Backofen auf 200 °C Umluft vorheizen.
2) Basilikum waschen, trocknen. Die abgezupften Blätter fein hacken.
3) Tomaten fein hacken, mit dem Basilikum und dem Frischkäse verrühren. Kräftig salzen und pfeffern.
4) Putenschnitzel waschen, trocken tupfen, auf beiden Seiten würzen und mit der Basilikum-Frischkäse-Paste bestreichen. Schnitzel aufrollen, mit einem Zahnstocher befestigen und in eine gefettete Auflaufform geben.
5) Im heißen Backofen ungefähr 20 Minuten garen.
6) Süßkartoffeln schälen, waschen, grob zerteilen, in kochendem Salzwasser etwa 15 Minuten garen.
7) Süßkartoffeln abgießen, grob zerdrücken. Mit Öl und Gewürzen abschmecken.
8) Putenröllchen mit dem Süßkartoffelpüree servieren.

Portion	Zubereitungszeit	Schwierigkeitsgrad
2	35 min	Leicht

Rindersteak auf Tomaten-Ziegenkäse-Caprese

Energie	Kohlenhydrate	Fette	Proteine
659 kcal	13 g	47 g	43 g

Zutaten

- 340 g Rindersteak
- 450 g Tomaten
- 50 g Ziegenkäse
- 60 g Champignons
- 1 Knoblauchzehe
- 250 ml Rinderfond
- 3 EL Olivenöl
- 1,5 EL Balsamicoessig
- 12 Basilikumblätter
- ½ TL getrockneter Thymian
- Salz
- Pfeffer aus der Mühle

Zubereitung

1) Ziegenkäse der Länge nach halbieren, dann in Scheiben schneiden.
2) Tomaten waschen, Strunk entfernen und ebenfalls in dünne Scheiben schneiden.
3) Tomaten auf zwei Tellern fächerartig anordnen. Mit den gewaschenen Basilikumblättern und den Ziegenkäsescheiben belegen. Mit Balsamicoessig und 2 EL Öl beträufeln. Salzen und pfeffern.
4) Pilz putzen und zerkleinern.
5) 1 EL Öl in einer Pfanne erhitzen.
6) Steaks waschen, trocken tupfen und in der heißen Pfanne auf jeder Seite 2 bis 3 Minuten scharf anbraten. Würzen.
7) Steaks auf die Tomaten-Schafskäse-Scheiben legen.
8) Thymian und fein gehackten Knoblauch im Bratensaft unter Rühren dünsten.
9) Pilze zufügen. Mit etwa 100 ml Brühe ablöschen. Pilze bissfest garen. Diese auf den Steaks verteilen.
10) Steaks vor dem Servieren noch mit dem Bratensaft beträufeln.

Portion	Zubereitungszeit	Schwierigkeitsgrad
2	25 min	Mittel

Rindfleischstreifen im Rosenkohlbett

Energie	Kohlenhydrate	Fette	Proteine
434 kcal	10 g	24 g	41 g

Zutaten

- 300 g Rinderfilet
- 300 g Rosenkohl
- 1 Zwiebel
- 2 EL Erdnussöl
- 100 ml Vollmilch
- 2 EL Mandelblättchen
- Salz
- Pfeffer

Zubereitung

1) Rinderfilet waschen, trocken tupfen und in feine Streifen schneiden.
2) Rosenkohl putzen und halbieren. Zwiebel schälen und fein würfeln.
3) Öl in einer Pfanne erhitzen. Zwiebelwürfel darin glasig andünsten.
4) Fleischstreifen zugeben. Kurz anbraten, aus der Pfanne nehmen.
5) Rosenkohl im heißen Öl unter gelegentlichem Rühren etwa 10 bis 15 Minuten braten.
6) Milch zugießen. Salzen und pfeffern.
7) Rosenkohl auf zwei Tellern verteilen.
8) Rindfleischstreifen um den Rosenkohl verteilen.
9) Gericht mit Mandelblättchen bestreut genießen.

TIPP: Etwas pikanter schmeckts, wenn die Mandelblättchen vorher angeröstet werden.

Portion	Zubereitungszeit	Schwierigkeitsgrad
2	45 min	Mittel

Rinderfrikadellen auf Gemüse-Couscous

Energie	Kohlenhydrate	Fette	Proteine
664 kcal	55 g	28 g	42 g

Zutaten

- 1 Zwiebel
- 250 g Rinderhack
- 1 Ei
- 2 EL Haferflocken
- 2 TL Olivenöl
- 1 Zucchini
- 2 Möhren
- 125 g Tomaten
- 100 g Couscous
- 300 ml Gemüsebrühe
- ½ TL Kreuzkümmel
- ¼ TL Paprikapulver
- 1 Prise Chiliflocken
- Salz
- Pfeffer

Zubereitung

1) Zwiebel schälen und fein hacken.
2) Aus Hackfleisch, der halben Menge an Zwiebeln, dem Ei, den Haferflocken und den Gewürzen einen Frikadellenteig herstellen und 4 Frikadellen daraus formen.
3) Frikadellen in einem heißen TL Öl je 7 Minuten pro Seite anbraten.
4) Zucchini, Möhren und Tomaten putzen, waschen und fein zerkleinern. Alles in einen Topf mit heißem Öl geben und etwa 5 Minuten unter Rühren andünsten.
5) Brühe erhitzen und den Couscous damit übergießen. Etwa 5 Minuten quellen lassen.
6) Couscous und Gemüse miteinander gut vermengen und nach Geschmack würzen.
7) Frikadellen mit dem Gemüse-Couscous servieren.

Portion	Zubereitungszeit	Schwierigkeitsgrad
2	20 min	Leicht

Lamm-Gemüse-Nudelragout

Energie	Kohlenhydrate	Fette	Proteine
515 kcal	68 g	10 g	29 g

Zutaten

- 2 Schalotten
- 1 Möhre
- 1 Knollensellerie
- 1 Thymianzweig
- 1 Rosmarinzweig
- 300 g Lammrückenfilet
- 1 EL Olivenöl
- 1 TL Anissamen
- 1 EL Tomatenmark
- 1 Knoblauchzehe
- 1 Lorbeerblatt
- 100 ml trockener Weißwein oder Fleischbrühe
- 100 ml Lammfond
- 350 g Nudeln
- Salz
- Pfeffer

Zubereitung

1) Schalotten, Möhren und Sellerie schälen. Alles fein würfeln.
2) Thymian und Rosmarin waschen und trocken schütteln.
3) Öl in einer hohen Pfanne erhitzen und alles darin kurz andünsten.
4) Lammrücken waschen, mit einem Küchenkrepp trocknen und ebenfalls fein würfeln.
5) Fleisch, Anissamen in die Pfanne geben und unter Rühren von allen Seiten bräunen.
6) Tomatenmark zufügen, andünsten.
7) Knoblauch schälen, fein pressen oder hacken und mit dem Lorbeerblatt unter das Fleisch mischen.
8) Wein/Fleischbrühe und Lammfond angießen. Mit Pfeffer würzen und bei geringer Hitze ungefähr 20 Minuten köcheln lassen.
9) Nudeln in heißem Salzwasser bissfest garen. Abgießen und kalt abschrecken.
10) Den Rosmarin- und Thymianzweig aus der Sauce entfernen.
11) Nudeln mit dem Gemüseragout mischen und servieren.

Portion	Zubereitungszeit	Schwierigkeitsgrad
4	45 min	Mittel

Frittata mit Baby-Spinat und Bacon

Energie	Kohlenhydrate	Fette	Proteine
973 kcal	9 g	72 g	73 g

Zutaten

- 2 Scheiben Bacon
- 2 Scheiben gekochten Schinken
- 80 g Bratwurstfülle
- 1 EL Butter
- 100 g Baby-Spinat
- 6 Eier
- 1 Prise Salz
- 1 Prise Pfeffer

Zubereitung

1) Backofen auf 175 °C vorheizen.
2) Bacon und Schinken in kleine Würfel schneiden. Mit der Bratwurstfülle mischen.
3) Masse in der geschmolzenen Butter etwa 5 Minuten braun braten. Überschüssiges Fett aus der Pfanne entfernen.
4) Spinatblätter putzen, waschen, trocken schütteln, zum Fleisch geben. Etwa 1 Minute mitbraten.
5) Eier schaumig verquirlen. Salzen und pfeffern. Eimasse gleichmäßig über die Schinken-Bratwurst-Spinatmasse gießen.
6) Circa 3 bis 4 Minuten anstocken lassen. Anschließend die Pfanne in den heißen Backofen geben und Eier weitere 8 bis 10 Minuten richtig stocken lassen.
7) Die etwas abgekühlte Frittata in Stücke schneiden.

TIPP: Sehr lecker schmecken dazu Grilltomaten und Toast mit Butter.

Portion	Zubereitungszeit	Schwierigkeitsgrad
1	25 min	Leicht

Backforelle mit Kartoffelwedges und Zitronenbutter

Energie	Kohlenhydrate	Fette	Proteine
604 kcal	26 g	63 g	31 g

Zutaten

- 300 g festkochende Kartoffeln
- 2 EL Olivenöl
- ½ Bund gemischte Kräuter
- eine halbe Zitrone
- 2 Forellen, küchenfertig
- 85 g Butter
- ¼ Bund Zitronenmelisse
- eine halbe Schalotte
- ½ Bund Brunnenkresse
- Salz
- Pfeffer aus der Mühle

Zubereitung

1) Backofen auf 180 °C Umluft vorheizen. Ein Backblech mit Backpapier auslegen.
2) Kartoffeln waschen, Schale entfernen und in Spalten schneiden. Mit Olivenöl, Salz und Pfeffer gut vermengen. Kartoffelspalten gleichmäßig auf dem Backblech verteilen.
3) Im heißen Ofen ungefähr 30 – 40 Minuten garen.
4) Gemischte Kräuter waschen, trocknen und zwei kleine Sträußchen binden. Zitrone gut waschen und in Scheiben zerkleinern.
5) Forellen abspülen, trocken tupfen. Fische rundum und innen würzen. In jede Forelle ein Kräutersträußchen, zwei Zitronenscheiben und etwas Butter geben.
6) Forellen im heißen Öl bei geringer Hitze von jeder Seite anbraten. Danach in eine Auflaufform legen und für etwa 10 bis 12 Minuten in den heißen Backofen geben.
7) Zitronenmelisse und Schalotte putzen. Beides fein hacken und mit der restlichen Butter gut vermischen. Würzen.
8) Fisch und Kartoffelwedges aus dem Ofen nehmen und anrichten. Fisch mit Zitronenbutter übergießen und mit Brunnenkresse bestreut servieren.

Portion	Zubereitungszeit	Schwierigkeitsgrad
2	70 min	Leicht

Glasierte Teriyaki-Makrelen

Energie	Kohlenhydrate	Fette	Proteine
252 kcal	12 g	13 g	22 g

Zutaten

- 4 mittelgroße Makrelen, küchenfertig
- 2 cm frischen Ingwer
- 4 EL Sojasauce
- 4 EL Mirin
- 1 TL Xucker

Zubereitung

1) Makrelen gründlich kalt waschen, mit einem Küchenkrepp trocken tupfen.
2) Ingwer schälen und fein reiben.
3) Ingwer, Sojasauce, Mirin und Xucker gut verrühren.
4) Makrelen mit der Marinade übergießen und gekühlt mindestens 60 Minuten darin ruhen lassen.
5) Grill vorheizen.
6) Makrelen entweder in entsprechende Fisch-Griller oder auf einen Spieß stecken und in etwa 15 Minuten gar grillen.
7) Während des Grillens immer wieder mit der Marinade einstreichen. Der enthaltende Zucker sorgt für eine leckere Karamellkruste.

Portion	Zubereitungszeit	Schwierigkeitsgrad
4	75 min	Mittel

Schollenfilets mit Orangen-Feldsalat

Energie	Kohlenhydrate	Fette	Proteine
479 kcal	32 g	20 g	40 g

Zutaten

- 120 g Vollkornreis
- 1 Orange
- Saft und Schale einer Orange
- 1 EL Weißweinessig
- 1,5 TL Agavendicksaft
- ½ TL Senf
- 2 EL Olivenöl
- 3 Schalotten
- 100 g Feldsalat
- 4 kleine Schollenfilets
- 100 ml Fischfond
- 1 Lorbeerblatt
- Salz
- Pfeffer

Zubereitung

1) Reis nach Packungsanweisung kochen.
2) Orange schälen, filetieren und zerkleinern.
3) Die halbe Menge des Orangensaftes, Weißweinessig, 1 EL Agavendicksaft, Senf, Gewürze und 1 EL Olivenöl schaumig aufschlagen.
4) Schalotten schälen und fein würfeln. Etwa ein Drittel der Schalottenmenge und die Orangenstücke zur Sauce geben.
5) Feldsalat waschen, putzen, trocken schütteln.
6) Schalottenwürfel im heißen Öl glasig andünsten. Mit dem restlichen Orangensaft und dem Fischfond ablöschen.
7) Orangenschale und Lorbeerblatt zufügen, kurz aufkochen lassen. Agavendicksaft zufügen. Salzen und pfeffern.
8) Schollenfilets kalt abspülen, in die heiße Soße geben, zugedeckt bei geringer Hitze etwa 4 Minuten garen.
9) Fischfilets herausnehmen und warmhalten. Fond erhitzen, einreduzieren lassen.
10) Orangensauce über den Feldsalat gießen.
11) Reis auf die Teller verteilen. Schollenfilets darauf geben, mit Fond übergießen. Mit dem Orangenfeldsalat anrichten.

Portion	Zubereitungszeit	Schwierigkeitsgrad
2	40 min	Leicht

Fitness-Teller

Energie	Kohlenhydrate	Fette	Proteine
476 kcal	26 g	24 g	33 g

Zutaten

- 1 Handvoll Mischsalat
- 100 g Cocktailtomaten
- 1 Paprikaschote
- ½ rote Zwiebel
- 1 EL Olivenöl
- 1 TL Balsamicoessig
- ½ TL Senf
- ½ TL Honig
- 1 TL Rapsöl
- 120 g Putenbrust
- Salz
- Pfeffer

Zubereitung

1) Mischsalat putzen, waschen, trocknen, auf einem Teller anrichten.
2) Cocktailtomaten, Paprikaschote und Zwiebel putzen. Tomaten halbieren. Paprika in kleine Würfel und Zwiebel in Ringe schneiden.
3) Aus Balsamicoessig, Öl, Honig, Senf, Salz und Pfeffer ein Dressing anrühren.
4) Dressing über den Salat geben.
5) Putenbrust waschen, von Sehnen und Fett befreien, trocken tupfen und in dünne Streifen schneiden.
6) Rapsöl erhitzen. Fleischstreifen knusprig anbraten und noch heiß über den Salat geben.

Portion	Zubereitungszeit	Schwierigkeitsgrad
1	20 min	Leicht

Asiatischer Nudelsalat mit Rinderfiletstreifen

Energie	Kohlenhydrate	Fette	Proteine
748 kcal	77 g	26 g	40 g

Zutaten

- 150 g Sobanudeln, vorgegart
- 2 Frühlingszwiebeln
- 2 cm Ingwer
- 1 rote Chilischote
- 2 Knoblauchzehen
- ½ Salatgurke
- 1 Möhre
- 1 rote Paprikaschote
- ¼ Kopf Rotkohl
- 2 Portobello Pilze
- 1 EL Kokosöl
- 175 g Rinderfilet
- 1 EL Mandelmus
- 1 EL Sojasauce (Tamari)
- 5 EL Kokosmilch
- Saft einer halben Limette
- ½ TL Ingwerpulver
- 1 TL Sesamöl
- 20 g geröstete Cashewnüsse

Zubereitung

1) Gemüse putzen, waschen und trocknen. Frühlingszwiebeln, Chili und Knoblauchzehen fein hacken. Ingwer fein reiben.
2) Aus Salatgurke und Möhre Gemüsespiralen herstellen. Rotkohl und Portobello-Pilze fein hacken. Paprikaschote in Würfeln schneiden.
3) Kokosöl erhitzen. Rinderfilet in dünne Streifen schneiden und darin scharf anbraten. Warmhalten.
4) Das Gemüse in der heißen Pfanne bissfest garen. Dabei umrühren, damit es nicht verbrennt.
5) Aus dem Mandelmus, Der Sojasauce, der Kokosmilch, dem Limettensaft, dem Ingwerpulver und dem Sesamöl ein Dressing herstellen.
6) Nudeln, Gemüse, Rinderfiletstreifen und Dressing gut miteinander mischen.
7) Vor dem Servieren mit den gerösteten Cashewnüssen bestreuen.

Portion	Zubereitungszeit	Schwierigkeitsgrad
2	70 min	Leicht

Corned Beef-Reis-Salat

Energie	Kohlenhydrate	Fette	Proteine
444 kcal	29 g	21 g	46 g

Zutaten

- 150 g Corned Beef
- 30 g Vollkornreis, vorgekocht
- 100 g rote Bete (Glas)
- 1 hart gekochtes Ei
- 1 EL Kapern
- 2 Tomaten
- 10 grüne Oliven
- 1 EL Senf
- 2 EL Essig
- Salz
- Pfeffer

Zubereitung

1) Rote Bete und Kapern in ein Sieb abgießen. Rote Bete würfeln.
2) Tomaten waschen, in Achtel schneiden. Ei pellen, in Scheiben schneiden.
3) Corned Beef in Würfel schneiden.
4) Oliven halbieren.
5) Aus Senf, Essig, Salz und Pfeffer ein Dressing zubereiten.
6) Corned Beef, Reis, rote Bete, Ei, Kapern, Tomaten, Oliven und Dressing gut miteinander vermengen.

Portion	Zubereitungszeit	Schwierigkeitsgrad
1	25 min	Leicht

Garnelen auf Grapefruit-Rucola-Salat

Energie	Kohlenhydrate	Fette	Proteine
481 kcal	22 g	28 g	30 g

Zutaten

- 2 Grapefruits
- 1 rote Chilischote
- 1 Knoblauchzehe
- 1 Packung Rucola
- 2 Avocados
- 12 Garnelen, küchenfertig
- 3 EL weißer Balsamico
- 2 EL Olivenöl
- Salz
- Pfeffer
- Xylit

Zubereitung

1) Grapefruits schälen. Dabei die weiße Haut komplett entfernen. Grapefruits filetieren. Saft auffangen.
2) Chilischote putzen, waschen, in feine Ringe schneiden. Knoblauchzehe schälen und fein hacken.
3) Rucola waschen, in einem Sieb abtropfen lassen.
4) Avocados schälen, halbieren, Kern entfernen. Fruchtfleisch zerkleinern.
5) Aus dem Grapefruitsaft, dem weißen Balsamico, 1 EL Olivenöl und den Gewürzen ein Dressing zubereiten.
6) Grapefruitfilets, Rucola Blätter, Avocadostücke und Dressing vermengen.
7) Garnelen abspülen, mit einem Küchenkrepp trocknen.
8) Garnelen mit dem Knoblauch im restlichen heißen Öl von jeder Seite 1 bis 2 Minuten anbraten.
9) Garnelen mit dem Salat servieren.

Portion	Zubereitungszeit	Schwierigkeitsgrad
4	25 min	Leicht

Buchweizen-Räuchertofu-Bowl

Energie	Kohlenhydrate	Fette	Proteine
751 kcal	55 g	40 g	40 g

Zutaten

- 80 g Buchweizen
- 1 mittelgroßer Maiskolben
- 1 Avocado
- 250 g Pilze nach Wahl
- 200 g Räuchertofu
- 2 TL Olivenöl
- 150 g Blattsalat
- 100 g Baby-Spinat
- 4 EL Granatapfelkern
- 4 EL Vinaigrette
- Salz
- 1 Prise Zucker

Zubereitung

1) Buchweizen mehrmals mit kaltem Wasser spülen. In einen Topf geben, mit der doppelten Wassermenge auffüllen. Kurz aufkochen lassen. Bei geringer Hitze so lange köcheln, bis das Wasser komplett aufgesogen wurde. Den entstandenen Schleim mit warmem Wasser abspülen.
2) Gleichzeitig den Maiskolben in kochendem Wasser, versehen mit einer Prise Salz und etwas Zucker 15 bis 20 Minuten garen. Danach in etwa 2 cm breite Scheiben zerteilen.
3) Blattsalat und Spinatblätter waschen, in einem Sieb abtropfen.
4) Avocado schälen, halbieren, Kern entfernen. Fruchtfleisch in Spalten schneiden.
5) Räuchertofu in Scheiben schneiden. Im heißen Olivenöl anbraten.
6) Pilze putzen, in Scheiben schneiden, anbraten.
7) Danach die Maiskolbenstücke bräunen.
8) Buchweizen in die Mitte einer Bowl geben. Restliche Zutaten um den Buchweizen verteilen.
9) Bowl mit der Vinaigrette beträufeln, würzen und mit Granatapfelkernen bestreuen.

Vegan

Portion	Zubereitungszeit	Schwierigkeitsgrad
2	45 min	Leicht

Linsenbratlinge mit Quarkdip und Rucola-Tomaten

Energie	Kohlenhydrate	Fette	Proteine
684 kcal	72 g	24 g	31 g

Zutaten

- 150 g rote Linsen
- 1 Knoblauchzehe
- 1 Ei
- 3 EL Dinkel-Vollkornmehl
- 4 EL zarte Haferflocken
- ½ TL Kräuter der Provence
- 150 g Magerquark
- 125 g Rucola
- 125 g Tomaten
- 2 EL Olivenöl
- 1 Prise Cayennepfeffer
- Salz
- Pfeffer

Zubereitung

1) Linsen in einen Topf geben, mit der doppelten Wassermenge auffüllen und etwa 15 Minuten weichkochen. In einem Sieb abkühlen lassen.
2) Knoblauchzehe schälen, fein hacken. Rucola und Tomaten waschen und putzen. Rucola trocknen. Tomaten klein schneiden.
3) Aus Linsen, Knoblauch, Ei, Mehl und Haferflocken einen Teig herstellen und mit den Gewürzen kräftig abschmecken.
4) Aus der Masse Bratlinge formen und im heißen Öl knusprig anbraten.
5) Quark mit einem Schuss Wasser glattrühren. Nach Geschmack würzen.
6) Linsenbratlinge mit Rucola-Tomaten-Rohkost und Quarkdip genießen.

TIPP: Anstelle der Linsen eignen sich auch gekochte Bohnen oder Kichererbsen sehr gut!

Portion	Zubereitungszeit	Schwierigkeitsgrad
2	30 min	Leicht

Quinoa-Gemüse-Risotto mit Hähnchenbrust

Energie	Kohlenhydrate	Fette	Proteine
666 kcal	50 g	23 g	56 g

Zutaten

- 250 g Hähnchenbrustfilet
- 2 EL Kokosöl
- 1 Stange Lauch
- 6 Stangen grünen Spargel
- 4 mittelgroße Portobello-Pilze
- 1 kleiner Staudensellerie
- 3 Knoblauchzehen
- 100 g Quinoa
- 1 EL Balsamicoessig
- 1 Liter Gemüsebrühe
- 100 g Erbsen
- Saft und Schale einer Zitrone
- 3 Oreganozweige
- 50 g geriebenen Parmesan
- 50 g Rucola
- Salz, Pfeffer

Zubereitung

1) 1 EL Kokosöl in einer Pfanne erhitzen. Hähnchenbrust waschen, trocken tupfen, würfeln, im heißen Öl rundum anbraten. Warmstellen.
2) Gemüse putzen, waschen und alles zerkleinern.
3) Erst Lauch und Sellerie weich dünsten. Knoblauch, Spargel und Pilze untermischen. 10 Minuten garen.
4) Quinoa und Balsamicoessig zufügen und vermischen. Die Gemüsebrühe nacheinander eingießen. Immer warten, bis die Flüssigkeit von der Quinoa komplett aufgenommen wurde.
5) Nach etwa 10 Minuten Kochzeit die Erbsen untermischen.
6) Zitronensaft und -schale, Oregano und geriebenen Parmesan einrühren.
7) Quinoa-Risotto abschmecken und mit Rucolablättern bestreuen.

Portion	Zubereitungszeit	Schwierigkeitsgrad
2	40 min	Leicht

Lasagne mit „Zucchiniplatten“

Energie	Kohlenhydrate	Fette	Proteine
666 kcal	23 g	36 g	56 g

Zutaten

- 1 Zwiebel
- 2 Knoblauchzehen
- 1 EL Kokosöl
- 300 g Rinderhack
- 1 Dose Tomaten
- 1 EL Rotweinessig
- 4 mittelgroße Zucchini
- 100 g Pilze nach Wahl
- 1 TL Muskat
- 1 TL Zimt
- 1 EL Oregano
- ½ Bund Basilikum
- 2 EL Tomatenmark
- 1 TL Worcestershire-Sauce
- 50 g geriebenen Parmesan

Zubereitung

1) Zwiebel und Knoblauch schälen und fein hacken.
2) Kokosöl erhitzen. Beides darin glasig dünsten.
3) Hackfleisch zugeben und 10 Minuten durchgaren.
4) Basilikum waschen, trocknen und fein hacken.
5) Basilikum, Tomaten, Rotweinessig, Gewürze, Tomatenmark und Worcestershire-Sauce zum Hackfleisch geben. Alles gut vermischen und bei geringer Hitze 15 bis 20 Minuten köcheln.
6) Zucchini waschen. Mithilfe eines Sparschälers lange dünne Scheiben abscheren. Pilze putzen und in Scheiben schneiden.
7) Backofen auf 180 °C vorheizen.
8) Lasagne folgendermaßen einschichten: Hackfleischsoße, Zucchinistreifen, Pilze, Soße, usw. Den Abschluss sollten Zucchinistreifen bilden.
9) Lasagne mit geriebenem Parmesan bestreuen und im heißen Ofen etwa 15 bis 20 Minuten backen.

Portion	Zubereitungszeit	Schwierigkeitsgrad
2	65 min	Mittel

Thai Curry mit Garnelen

Energie	Kohlenhydrate	Fette	Proteine
562 kcal	21 g	43 g	22 g

Zutaten

- 200 g Garnelen, küchenfertig
- 100 g Thai – Mini-Auberginen
- 3 rote Paprikaschoten
- 60 g süßes Thai-Basilikum
- 100 g Cocktailtomaten
- 400 ml Kokosmilch
- 2 TL rote Currypaste
- 2 Chilischoten
- 1 EL Kokosöl
- 1 EL Ketchup light
- 2 EL Sojasauce
- Pfeffer

Zubereitung

1) Paprikaschoten, Cocktailtomaten und Mini-Auberginen putzen, waschen und zerkleinern. Chilischoten in dünne Ringe schneiden.
2) Kokosöl erhitzen. Garnelen waschen, trockentupfen, 2 Minuten rundum braten. Aus der Pfanne nehmen und beiseitestellen.
3) Currypaste in der Pfanne erhitzen. 150 ml Kokosmilch zugießen.
4) Kleingeschnittenes Gemüse und Chiliringe zufügen. Etwa 5 Minuten weich köcheln.
5) Ketchup und restliche Kokosmilch einrühren. Garnelen ebenfalls hineinlegen.
6) Alles nochmals aufkochen lassen. Mit Sojasauce abschmecken und servieren.

Portion	Zubereitungszeit	Schwierigkeitsgrad
2	25 min	Leicht

Hackfleischburger mit Low-Carb-Pancakes

Energie	Kohlenhydrate	Fette	Proteine
451 kcal	7 g	29 g	35 g

Zutaten

- 400 g Rinderhack
- 2 Zwiebeln
- 2 EL Senf
- 4 Scheiben Gouda
- 4 Scheiben Bacon
- 2 Tomaten
- 4 Essiggurken
- 2 EL Burgersauce zuckerfrei
- 140 g Low Carb - Pancakemischung
- Salz
- Pfeffer

Zubereitung

1) Zwiebeln schälen und fein würfeln.
2) Pancakes nach Packungsanleitung herstellen und warmstellen.
3) Hackfleisch, halbe Zwiebelmenge, Senf und Gewürze gut vermischen. Aus der Masse 4 Burger-Patties formen.
4) Hackfleisch-Patties von beiden Seiten bei geringer Hitze langsam anbraten.
5) Bacon ebenfalls in der Pfanne knusprig braten.
6) Tomaten waschen, putzen und in Scheiben schneiden. Essiggurken der Länge nach in Streifen schneiden.
7) Pancakes als Brötchen verwenden. Burger je nach Geschmack aus den Zutaten schichten.

Portion	Zubereitungszeit	Schwierigkeitsgrad
4	25 min	Leicht

Gouda-Grießschnitten mit Paprika-Zucchini-Gemüse

Energie	Kohlenhydrate	Fette	Proteine
311 kcal	36 g	10 g	14 g

Zutaten

- 350 ml Gemüsebrühe
- 125 Weizen-Vollkorngrieß
- 3 Zwiebeln
- 2 Zucchini
- 3 rote Paprikaschoten
- 50 g geriebener Gouda
- 1 Ei
- 1 EL Olivenöl
- ½ TL Paprika edelsüß
- Salz
- Pfeffer
- 1 EL gehackte Petersilie

Zubereitung

1) 250 ml Gemüsebrühe zum Kochen bringen. Grieß einrieseln lassen. Unter ständigem Rühren aufkochen. Hitze reduzieren und etwa 2 Minuten quellen lassen. Dabei weiter rühren, damit der Grieß nicht am Boden ansetzt. Von der Kochstelle nehmen. 10 Minuten ruhen lassen.
2) Gemüse putzen, waschen und nach Wunsch zerkleinern.
3) Goudakäse, aufgeschlagenes Ei und Gewürze unter die noch warme Grießmasse ziehen.
4) Grießmasse auf eine befeuchtete Unterlage geben und zu einer Rolle formen. 10 bis 15 Minuten kühlen.
5) 100 ml Gemüsebrühe aufkochen. Zwiebel und Paprika hineingeben, zugedeckt bei geringer Hitze etwa 5 Minuten weich garen. Dann die zerkleinerten Zucchini hinzufügen. Weitere 4 Minuten köcheln.
6) Grießrolle in gleichmäßige Scheiben zerteilen, im heißen Öl auf beiden Seiten jeweils etwa 2 Minuten bräunen.
7) Gehackte Petersilie in das Gemüse rühren. Vor dem Servieren nochmals abschmecken.

Portion	Zubereitungszeit	Schwierigkeitsgrad
4	70 min	Mittel

Pilz-Omelett in der Brottasche

Energie	Kohlenhydrate	Fette	Proteine
213 kcal	12 g	12 g	13 g

Zutaten

- 100 g braune Champignons
- 100 g Austernpilze
- 1 Zwiebel
- 2 EL frische Thymianblätter
- 5 Eier
- 5 EL Milch
- 1,5 TL Tomatenmark
- 2 TL Rapsöl
- 1 EL Sesam
- 2 Tomaten
- 1 Fladenbrot
- Salz
- Pfeffer

Zubereitung

1) Pilze putzen, vorsichtig abspülen und in dünne Scheiben schneiden.
2) Zwiebel schälen, in feine Würfel schneiden.
3) Eier schaumig aufschlagen. Milch, Thymian und Tomatenmark unterrühren. Kräftig salzen und pfeffern.
4) Zwiebelwürfel im heißen Öl glasig dünsten. Pilze zugeben und solange schmoren, bis kein ausgetretenes Wasser mehr vorhanden ist.
5) Eiermischung über die Pilze gießen. Sesam einstreuen.
6) Unter Rühren bei geringer Hitze stocken lassen.
7) Tomaten putzen, waschen, in Scheiben schneiden.
8) Fladenbrot erst vierteln, dann quer bis kurz vor den Rand einschneiden, so dass eine „Brottasche" entsteht.
9) Pilzomelett in das Fladenbrot geben, mit Tomatenscheiben belegen. Evtl. nochmals würzen.

TIPP: Schmeckt auch mit Schinkenbeilage sehr lecker.

Portion	Zubereitungszeit	Schwierigkeitsgrad
4	20 min	Leicht

Desserts

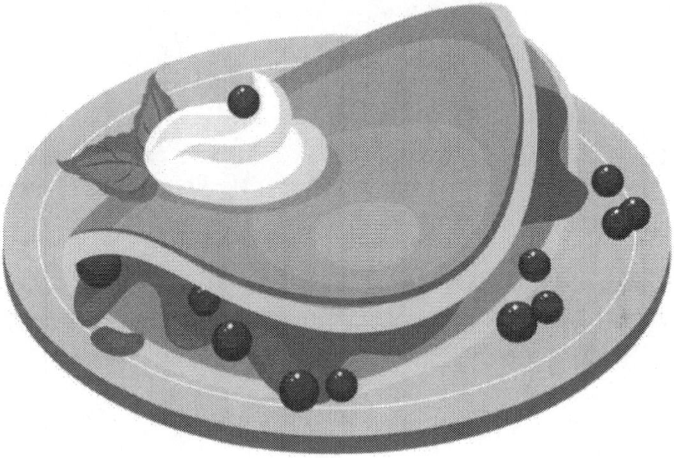

Protein-Käsekuchen mit Waldfrüchten

Energie	Kohlenhydrate	Fette	Proteine
294 kcal	27 g	7 g	28 g

Zutaten

- 2 Eier
- 200 g Magerquark
- 150 g Waldfrüchte (TK)
- 15 g Proteinpulver Vanille
- 30 g Schmelzflocken
- 1 Msp. Backpulver
- 80 ml Wasser
- 2 EL Xylit

Zubereitung

1) Backofen auf 180 °C Umluft vorheizen. Eine Backform mit Backpapier auslegen.
2) Eier trennen. Eiklar steif schlagen.
3) Eigelb mit dem Magerquark mit einem Handrührgerät verrühren.
4) Die trockenen Zutaten Backpulver, Schmelzflocken, Proteinpulver und Xylit mischen. Wasser zufügen und glattrühren.
5) Ei-Quark-Masse unterziehen.
6) Eischnee vorsichtig unterheben.
7) Quarkmasse in die Backform füllen, verstreichen.
8) Die Waldfrüchte auf dem Kuchen verteilen.
9) Kuchen im heißen Ofen etwa 20 bis 25 Minuten backen.

Portion	Zubereitungszeit	Schwierigkeitsgrad
2	45 min	Leicht

Quark-Pumpernickel-Dessert mit Pflaumenkompott

Energie	Kohlenhydrate	Fette	Proteine
325 kcal	45 g	4 g	21 g

Zutaten

- 3 Pflaumen
- 1 TL Palmzucker
- 100 ml Wasser
- 3 EL Cranberry-Saft
- 3 runde Scheiben Pumpernickelbrot
- 250 g Buttermilchquark (0,5%)
- 1 EL Sahne
- Zimt
- etwas Zitronenschale
- 1 Msp. echte Vanille

Zubereitung

1) Pflaumen waschen, halbieren, entkernen, in Spalten schneiden.
2) Pflaumen, ½ TL Palmzucker, Wasser, 2 EL vom Cranberrysaft in einem Topf zum Kochen bringen. 10 Minuten bei reduzierter Hitze köcheln lassen. Das Pflaumenkompott vollständig abkühlen lassen.
3) Pumpernickelbrot zerkrümeln. Mit etwas Zimt bestreuen. Die Krümel mit dem restlichen Palmzucker und dem restlichen Cranberrysaft gut vermischen.
4) Buttermilchquark mit der Sahne, der Zitronenschale und der Vanille glattrühren.
5) Quarkcreme und Pumpernickelmasse abwechselnd in zwei Dessertgläser schichten.
6) Mit dem Pflaumenkompott als Abschluss bedecken.

TIPP: Das Dessert schmeckt gekühlt noch viel erfrischender!

Portion	Zubereitungszeit	Schwierigkeitsgrad
2	30 min	Leicht

Rhabarber-Frischkäse-Tarte ohne Backen

Energie	Kohlenhydrate	Fette	Proteine
1526 kcal	183 g	51 g	46 g

Zutaten

- 6 Datteln
- 200 g gemahlene Mandeln
- 5 EL Agavendicksaft
- 400 g Rhabarber
- 500 g Gelierzucker 2:1
- 300 g Himbeeren (TK)
- Saft einer Zitrone
- 600 g Frischkäse
- 250 g Magerquark
- 3 EL gemahlener Mohn
- Saft und Schale einer Orange

Zubereitung

1) Eine Backform mit Backpapier auslegen.
2) Datteln mit der Küchenmaschine oder mit einem Messer fein zerkleinern.
3) Bis auf 3 EL die gemahlenen Mandeln mit den Datteln und dem Agavendicksaft verkneten.
4) Mandelteig gleichmäßig auf dem Boden der Backform verstreichen. Die restlichen Mandeln mit einem Esslöffel verstreuen und etwas andrücken. Boden kühlen.
5) Rhabarber schälen. Aus 2 Rhabarberstangen der Länge nach in dünne Streifen schneiden. Diese mit 2 EL Gelierzucker vermengen. Die anderen Rhabarberstangen mit den Himbeeren, dem Zitronensaft und 400 g Gelierzucker im Mixer solange pürieren, bis die Fruchtmasse beginnt anzudicken.
6) Aus Frischkäse, Magerquark, restlichem Gelierzucker, gemahlenem Mohn, Orangensaft und -schale eine Creme herstellen. Diese auf dem Mandelboden gleichmäßig verstreichen.
7) Rhabarbermasse darauf geben.
8) Kuchen für 4 bis 5 Stunden in den Kühlschrank stellen.
9) Den Kuchen vor dem Servieren mit den gezuckerten Rhabarberstreifen dekorieren.

Portion	Zubereitungszeit	Schwierigkeitsgrad
4	30 min	Leicht

Nektarinen-Quark-Auflauf

Energie	Kohlenhydrate	Fette	Proteine
423 kcal	56 g	7 g	27 g

Zutaten

- 2 große Nektarinen
- Saft und Schale einer Limette
- 1 EL Pfirsichlikör
- 2 Eier
- 50 g Honig
- 250 g Quark
- 2 EL Grieß
- etwas Puderzucker

Zubereitung

1) Backofen Nektarinen kurz mit kochendem Wasser übergießen. Haut abziehen, halbieren, Kern entfernen. Nektarinen in dünne Scheiben schneiden.
2) Nektarinenscheiben in einer Auflaufform verteilen.
3) Den Limettensaft und den Pfirsichlikör gleichmäßig darüber verteilen.
4) Eier trennen. Eiklar steif aufschlagen.
5) Eigelb mit Honig, Limettenschale, Quark und Grieß zu einer Creme verrühren. Den steifen Eischnee vorsichtig mit einem Teigschaber unterheben.
6) Masse auf den Aprikosen verstreichen.
7) Auflauf im heißen Ofen etwa 20 Minuten überbacken.
8) Vor dem Servieren mit etwas Puderzucker bestreuen.

Portion	Zubereitungszeit	Schwierigkeitsgrad
2	30 min	Leicht

Protein-Grießbrei mit Erdbeeren

Energie	Kohlenhydrate	Fette	Proteine
379 kcal	65 g	5 g	15 g

Zutaten

- 10 Erdbeeren
- 250 ml Milch
- 1 EL Agavendicksaft
- 50 g Weichweizengrieß
- 25 g Whey Protein Vanille

Zubereitung

1) Milch zum Kochen bringen.
2) Erdbeeren waschen, putzen und klein schneiden.
3) Weichweizengrieß und Agavendicksaft in die kochende Milch geben. Bei reduzierter Hitze etwa 3 Minuten köcheln lassen.
4) Kurz vor dem Servieren das Proteinpulver und die Erdbeerstücke unter den Grießbrei ziehen.

Portion	Zubereitungszeit	Schwierigkeitsgrad
1	10 min	Leicht

Protein-Pfannkuchen mit Blaubeeren

Energie	Kohlenhydrate	Fette	Proteine
547 kcal	59 g	15 g	38 g

Zutaten

- 120 g frische Blaubeeren
- 8 Eiweiß
- 80 g Haferflocken
- 1 EL Flüssig-Süßstoff
- 1 EL Kokosöl

Zubereitung

1) Blaubeeren waschen, Stielansätze entfernen.
2) Eiweiß, Haferflocken und Süßstoff schaumig verquirlen.
3) Blaubeeren unterheben.
4) Kokosöl in einer Pfanne erhitzen.
5) Den Teig portionsweise zu Pancakes ausbacken.

Portion	Zubereitungszeit	Schwierigkeitsgrad
1	10 min	Leicht

Eiweißreiche Quarkknödel auf Himbeerspiegel

Energie	Kohlenhydrate	Fette	Proteine
127 kcal	10 g	4 g	12 g

Zutaten

- 250 g Magerquark
- 60 g Whey Protein Vanille
- 1 Ei
- 40 g geriebene Mandeln
- 100 g Himbeeren (TK)
- Schale einer halben Zitrone
- 40 g Vanillepulver
- Zimt
- 10 ml Caramel-Sirup (zuckerfrei)
- evtl. weißes Mandelmus

Zubereitung

1) Einen Topf mit Salzwasser zum Kochen bringen.
2) Magerquark und Ei verrühren. Proteinpulver und Zitronenschale untermischen. Alles zu einem glatten Teig rühren.
3) Aus dem Teig 8 Knödel formen. Diese im siedenden Wasser etwa 7 Minuten ziehen lassen.
4) Himbeeren mit etwas Wasser in einem Topf zu einer Sauce einköcheln.
5) Gemahlene Mandeln mit etwas Zimt und dem Vanillepulver vermischen.
6) Quarkknödel aus dem Wasser nehmen und in der Mandelmischung rundum wälzen.
7) Etwas Himbeersauce als Spiegel auf einen Teller streichen. Quarkknödel daraufsetzen und mit etwas Caramel-Sirup beträufeln.

TIPP: Dazu passt sehr gut weißes Mandelmus!

Portion	Zubereitungszeit	Schwierigkeitsgrad
8	15 min	Leicht

Eiweißreicher Erdbeer-Vanilleschaum

Energie	Kohlenhydrate	Fette	Proteine
241 kcal	12 g	4 g	37 g

Zutaten

- 40 g Whey Proteinpulver Vanille
- 60 g frische Erdbeeren
- 130 ml fettarme Milch
- etwas Bourbon - Vanillepulver

Zubereitung

1) Erdbeeren putzen, waschen und klein schneiden.
2) Proteinpulver mit der Milch schaumig aufschlagen. Mit dem Bourbonpulver den Geschmack intensivieren.
3) Erdbeerstücke vorsichtig unter den Vanilleschaum ziehen.

Portion	Zubereitungszeit	Schwierigkeitsgrad
1	10 min	Leicht

Power-Kaiserschmarrn

Energie	Kohlenhydrate	Fette	Proteine
415 kcal	64 g	8 g	18 g

Zutaten

- 4 Eier
- 2 EL Agavendicksaft
- 375 ml Mandelmilch
- 150 g Dinkel-Vollkornmehl
- 1 EL Kokosöl

Zubereitung

1) Eier trennen. Eiklar steif schlagen.
2) Eigelb und Agavendicksaft verquirlen.
3) Mandelmilch und Dinkelmehl abwechselnd zugeben.
4) Alles zu einem klümpchenfreien Teig verrühren.
5) Steifgeschlagenes Eiklar vorsichtig unter den Teig ziehen.
6) Kokosöl in einer Pfanne erhitzen.
7) Teig hineingeben und etwas anbacken lassen.
8) Mithilfe eines Pfannenwenders den Teig zerreißen und unter Wenden rundum braun und knusprig anbraten.

TIPP: Kaiserschmarrn z.B. mit Puderzucker bestäuben, mit Mandelmus oder zuckerfreiem Fruchtgelee genießen.

Portion	Zubereitungszeit	Schwierigkeitsgrad
2	15 min	Leicht

Schoko-Vanille-Schichtspeise mit Sauerkirschen

Energie	Kohlenhydrate	Fette	Proteine
339 kcal	26 g	15 g	25 g

Zutaten

- 250 g zuckerfreien Schoko-Pudding
- 250 g Magerquark
- ½ TL Vanillepulver
- 100 g Sauerkirschen ungezuckert
- 30 g Proteinriegel Schoko
- 5 g Stevia
- etwas steifgeschlagene Sahne

Zubereitung

1) Sauerkirschen in ein Sieb abgießen. Saft auffangen.
2) Magerquark mit 3 EL Kirschsaft, dem Vanillepulver und dem Stevia-Pulver glattrühren.
3) Schokopudding, Quarkcreme und Kirschen abwechselnd in zwei hohe Dessertbecher schichten.
4) Dessert über Nacht kühl stellen.
5) Protein-Schokoriegel klein schneiden.
6) Schichtspeise mit etwas Sahne und den Schokoriegelsplittern verzieren.

Portion	Zubereitungszeit	Schwierigkeitsgrad
2	15 min	Leicht

Bananen-Schoko-Joghurt mit Nusstopping

Energie	Kohlenhydrate	Fette	Proteine
293 kcal	25 g	11 g	22 g

Zutaten

- 250 g fettarmer Naturjoghurt
- 25 g gemahlene Nüsse
- 1 Banane
- 30 g Proteinpulver Schoko

Zubereitung

1) Schoko-Proteinpulver in den Naturjoghurt einrühren.
2) Banane schälen, in feine Würfel schneiden.
3) Banane unter den Joghurt ziehen.
4) Mit den gemahlenen Nüssen bestreuen.

Portion	Zubereitungszeit	Schwierigkeitsgrad
2	5 min	Leicht

Protein-Muffins mit Mango-Fruchtstückchen

Energie	Kohlenhydrate	Fette	Proteine
67 kcal	7 g	2 g	7 g

Zutaten

- 100 g Mango-Fruchtfleisch
- 250 g Skyr-Joghurt
- 3 Eier
- 5 Tropfen Flavour Drops Vanille
- 30 g Kokosmehl
- 1 EL Flohsamenschalen
- 2 TL Weinstein-Backpulver
- 50 g Proteinpulver Vanille
- 30 g Dinkelkleie
- 3 EL Xylit

Zubereitung

1) Backofen auf 180 °C vorheizen. Ein Muffin- Backblech mit Papierförmchen ausstatten.
2) Mango-Fruchtfleisch in kleine Würfel schneiden.
3) Eier schaumig schlagen.
4) Skyr und Flavour Drops zufügen und glattrühren.
5) Kokosmehl, Flohsamenschalen, Backpulver, Proteinpulver, Dinkelkleie und Xylit gut vermengen.
6) Die trockenen Zutaten löffelweise unter die Ei-Skyr-Masse heben.
7) Wenn der Teig zu fest wird, dann einen Schuss Mineralwasser einrühren.
8) Mangowürfel unter den Teig ziehen.
9) Teig auf die 12 Muffinförmchen gleichmäßig verteilen.
10) Muffins im heißen Ofen etwas 20 bis 25 Minuten backen.

Portion	Zubereitungszeit	Schwierigkeitsgrad
12	40 min	Leicht

Beeren-Quark-Auflauf

Energie	Kohlenhydrate	Fette	Proteine
225 kcal	28 g	1 g	22 g

Zutaten

- 250 g Magerquark
- 100 g Frischkäse 0,2 %
- 1 Ei
- 150 g Beeren (frisch oder TK)
- 20 g Vanillepuddingpulver
- ½ TL Backpulver
- Süßungsmittel nach Wahl

Zubereitung

1) Backofen auf 180 °C vorheizen. Eine Auflaufform leicht einfetten.
2) Frische Beeren putzen, waschen und abtropfen lassen. TK-Beeren bereits am Vortag in einem Sieb auftauen.
3) Magerquark, Frischkäse und Ei mit dem Mixer verrühren.
4) Puddingpulver und Backpulver vermischen. Nach und nach unter die Quarkmasse ziehen und glattrühren.
5) Mit Süßungsmittel abschmecken.
6) Quarkmasse in die Auflaufform geben und gleichmäßig verteilen.
7) Beeren darauf verteilen.
8) Auflauf im heißen Ofen etwa 25 bis 30 Minuten backen.
9) Damit er nicht zu dunkel wird, evtl. mit Alufolie abdecken.

TIPP: Der Auflauf schmeckt kalt wie auch warm.

Portion	Zubereitungszeit	Schwierigkeitsgrad
2	40 min	Leicht

Erdnuss-Hüttenkäse mit Himbeersauce

Energie	Kohlenhydrate	Fette	Proteine
240 kcal	20 g	6 g	18 g

Zutaten

- 200 g Hüttenkäse, fettarm
- 1 EL Erdnussmus
- Flavour Drops Vanille
- 100 g Himbeeren, frisch oder TK
- evtl. Zimt

Zubereitung

1) Hüttenkäse und Erdnussmus verrühren.
2) Mit den Flavour Drops aromatisieren.
3) Himbeeren langsam zum Kochen bringen.
4) Himbeersauce über den Hüttenkäse verteilen.
5) Mit etwas Zimt bestreuen.

Portion	Zubereitungszeit	Schwierigkeitsgrad
1	15 min	Leicht

Bratäpfel mit karamellisierten Nüssen

Energie	Kohlenhydrate	Fette	Proteine
296 kcal	53 g	7 g	3 g

Zutaten

- 4 Äpfel
- 80 g Kokosblütenzucker
- 80 g Sultaninen
- 130 g gemischte Nüsse
- 1 EL Zimt

Zubereitung

1) Backofen auf 200 °C vorheizen. Ein Backblech mit Backpapier auslegen.
2) Äpfel gründlich waschen. Oben einen „Deckel" abschneiden. Mit einem Ausstecher das Kernhaus komplett entfernen.
3) Kokosblütenzucker in einen Topf geben und bei geringer Hitze unter ständigem Rühren langsam schmelzen.
4) Nüsse evtl. etwas klein hacken.
5) Mit den Sultaninen zum Zucker geben und alles unter Rühren karamellisieren.
6) Nuss-Zucker-Mischung in die Äpfel füllen.
7) Diese auf das Backblech setzen. Apfeldeckel auflegen.
8) Äpfel etwa 25 Minuten im heißen Ofen backen.

Vegan	Portion	Zubereitungszeit	Schwierigkeitsgrad
	4	40 min	Leicht

Schnelle Küche

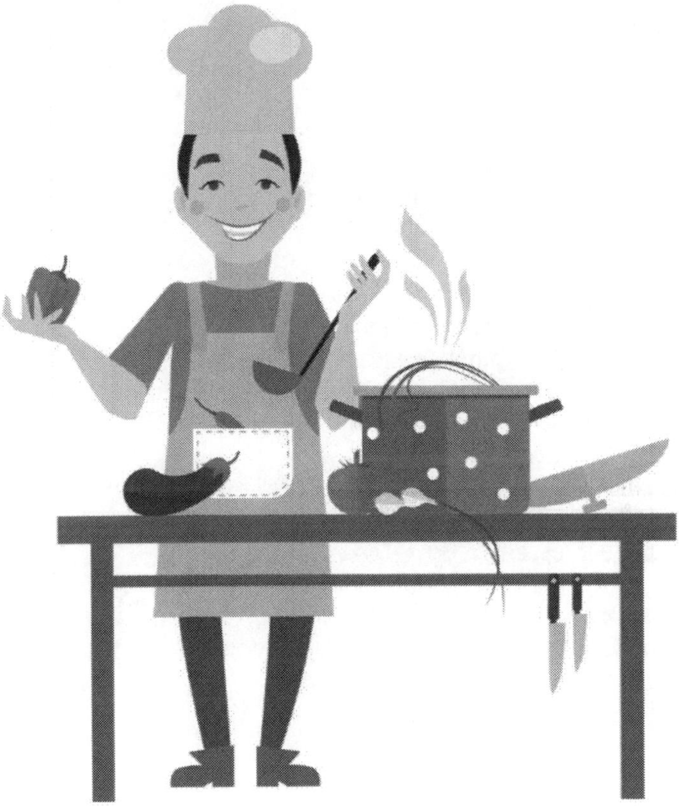

Hack-Gemüse-Pfanne

Energie	Kohlenhydrate	Fette	Proteine
668 kcal	37 g	37 g	39 g

Zutaten

- ½ Zwiebel
- 1 Knoblauchzehe
- 1 Paprikaschote
- 1 EL Olivenöl
- 120 g Rinderhack
- 1 TL Tomatenmark
- 100 ml Rinderbrühe
- 150 g Kichererbsen (Dose)
- 1 EL Naturjoghurt
- 1 Korianderzweig
- Salz
- Pfeffer

Zubereitung

1) Zwiebel und Knoblauch schälen und fein hacken.
2) Kichererbsen in ein Sieb geben und abtropfen lassen.
3) Paprikaschote putzen, waschen, in Streifen schneiden.
4) Zwiebel und Knoblauch im heißen Öl glasig dünsten.
5) Hackfleisch hinzufügen, anbraten.
6) Paprikastreifen und Tomatenmark untermischen und ebenfalls kurz anbraten.
7) Rinderbrühe zugießen, zum Kochen bringen und bei reduzierter Hitze etwa 5 Minuten köcheln lassen.
8) Die abgetropften Kichererbsen untermischen. Alles etwa 3 Minuten erhitzen.
9) Hackpfanne mit Salz und Pfeffer würzen.
10) Koriander waschen, trocken schütteln und fein hacken.
11) Mit Naturjoghurt und Koriander servieren.

Portion	Zubereitungszeit	Schwierigkeitsgrad
1	20 min	Leicht

Omelett «Caprese»

Energie	Kohlenhydrate	Fette	Proteine
270 kcal	6 g	18 g	21 g

Zutaten

- 2 Eier
- 100 g Cocktailtomaten
- ½ Kugel Mozzarella
- 30 ml Milch
- 1 TL Petersilie
- 1 TL Butter
- Salz
- Pfeffer

Zubereitung

1) Tomaten waschen und halbieren.
2) Mozzarella in Scheiben schneiden.
3) Die Eier mit der Milch schaumig aufschlagen.
4) Petersilie unterziehen. Mit Salz und Pfeffer würzen.
5) Eiermasse in die heiße Butter gießen und anstocken lassen.
6) Mozzarellascheiben und Tomatenhälften in der Eimasse verteilen.
7) Zugedeckt 3 bis 5 Minuten fertig braten.

TIPP: Dazu schmecken Baguettes oder Toasts sehr lecker.

Portion	Zubereitungszeit	Schwierigkeitsgrad
1	20 min	Leicht

Brokkoli-Käse-Omelett

Energie	Kohlenhydrate	Fette	Proteine
512 kcal	10 g	35 g	35 g

Zutaten

- 300 g Brokkoli-Röschen, bissfest gegart
- 3 Eier
- 1 Schuss Milch
- ½ Knoblauchzehe
- ½ Schalotte
- 60 g geriebener Käse
- 1 EL Öl
- Salz
- Pfeffer

Zubereitung

1) Knoblauch und Schalotte schälen und fein hacken.
2) Eier mit der Milch schaumig aufschlagen und mit Salz und Pfeffer würzen.
3) Öl erhitzen.
4) Knoblauch und Schalotte glasig andünsten. Brokkoli-Röschen zufügen und etwa 2 Minuten unter Wenden anbraten.
5) Eiermasse zugießen. Omelett bei geringer Hitze etwas anstocken lassen.
6) Käse darüber streuen und etwas schmelzen lassen.
7) Omelett vor dem Servieren evtl. nachwürzen.

Portion	Zubereitungszeit	Schwierigkeitsgrad
1	10 min	Leicht

Omelett-Calzone mit Knusperbacon

Energie	Kohlenhydrate	Fette	Proteine
638 kcal	9 g	98 g	80 g

Zutaten

- 6 Eier
- 1 Schuss Wasser
- 1 Schuss Milch
- 1 Kugel Mozzarella
- 1 Zwiebel
- 6 Scheiben Bacon
- 3 Frühlingszwiebeln
- 1 EL Butter
- Salz
- Pfeffer

Zubereitung

1) Eier, Wasser, Milch und Gewürze schaumig schlagen.
2) Die Baconscheiben in einer Pfanne ohne Fettzugabe knusprig braten. Beiseitestellen.
3) Mozzarella abtropfen lassen und fein würfeln.
4) Frühlingszwiebeln putzen und ebenfalls zerkleinern.
5) Butter in der Pfanne erhitzen.
6) Eiermischung hineingießen, anstocken lassen.
7) Zwiebeln und Mozzarellastücke gleichmäßig darauf verteilen.
8) Sobald die Eimasse relativ „fest" geworden ist, mit einem Pfannenwender vorsichtig wenden. Etwa 30 Sekunden auf dieser Seite backen.
9) Knusperbacon darauf geben.
10) Omelett zusammenklappen und mit den Frühlingszwiebeln bestreuen.

Portion	Zubereitungszeit	Schwierigkeitsgrad
2	15 min	Leicht

Insalata Caprese

Energie	Kohlenhydrate	Fette	Proteine
578 kcal	10 g	31 g	63 g

Zutaten

- 2 Kugeln Mozzarella light
- 2 Tomaten
- dunkler Balsamicoessig
- Olivenöl
- frische Basilikumblätter
- Salz
- Pfeffer

Zubereitung

1) Mozzarellakugeln in einem Sieb gut abtropfen.
2) Tomaten waschen, Stielansätze keilförmig entfernen. Tomaten in gleichmäßige Scheiben schneiden (etwa 0,5 cm dick).
3) Mozzarella ebenso in gleich dicke Scheiben zerteilen.
4) Tomaten- und Mozzarellascheiben abwechselnd kreisförmig auf einem Teller anordnen.
5) Teller mit Balsamicoessig und Olivenöl beträufeln. Mit Salz und Pfeffer würzen.
6) Basilikumblätter waschen, trocken tupfen. Caprese damit bestreuen.

Portion	Zubereitungszeit	Schwierigkeitsgrad
1	5 min	Leicht

Eiweißreicher Quark-Grießbrei

Energie	Kohlenhydrate	Fette	Proteine
421 kcal	56 g	6 g	34 g

Zutaten

- 60 g Dinkelgrieß
- 250 ml fettarme Milch (1,5 %)
- 125 ml Wasser
- 15 g Whey Protein Pulver (Geschmack nach Wahl)
- 50 g Magerquark

Zubereitung

1) Milch mit dem Wasser verrühren.
2) In einen Topf gießen und erwärmen.
3) Dinkelgrieß und Proteinpulver einrühren.
4) Masse zum Kochen bringen. Dabei ständig umrühren, damit der Grießbrei sich nicht am Boden ansetzt.
5) Sobald der Grießbrei die gewünschte Sämigkeit besitzt, vom Herd nehmen.
6) Etwa 5 Minuten abkühlen lassen. Dabei gelegentlich umrühren, damit sich keine Haut bilden kann.
7) Magerquark gleichmäßig unter den Grießbrei ziehen.

TIPP: Der Grießbrei schmeckt sehr gut mit etwas Zimt verfeinert oder mit frischem Obst.

Portion	Zubereitungszeit	Schwierigkeitsgrad
1	10 min	Leicht

Proteinreiche Zucchini-Pancakes

Energie	Kohlenhydrate	Fette	Proteine
433 kcal	33 g	12 g	44 g

Zutaten

- 80 g Protein-Pancake-Pulver
- 130 ml Wasser
- 100 g Zucchini
- 1 Frühlingszwiebel
- 40 g Käse (Feta o. Mozzarella)
- Salz
- Pfeffer
- Kräuter nach Wunsch

Zubereitung

1) Pancake-Pulver und Wasser gründlich verrühren oder mixen.
2) Zucchini waschen, putzen und fein raspeln.
3) Frühlingszwiebel putzen, waschen, fein zerkleinern.
4) Käse krümelig zerbröseln oder klein schneiden.
5) Zucchini, Frühlingszwiebeln, Käse, Gewürze und Kräuter unter den Teig ziehen.
6) Insgesamt 4 Pancakes in der heißen Butter ausbacken.

TIPP: Als Topping schmecken Gemüsestreifen, Quarkdips oder Räucherlachs sehr lecker dazu!

Portion	Zubereitungszeit	Schwierigkeitsgrad
1	15 min	Leicht

Hummus mit Roter Bete auf Eiweißbrot

Energie	Kohlenhydrate	Fette	Proteine
873 kcal	60 g	44 g	40 g

Zutaten

- 265 g Kichererbsen aus der Dose
- 1 Knolle Rote Bete, gegart
- 3 EL Sesammus
- Saft einer Zitrone
- 1 TL Kreuzkümmel
- 4 EL kaltes Wasser
- ½ TL Salz
- 2 Scheiben Eiweißbrot

Zubereitung

1) Kichererbsen in ein Sieb gießen, gut mit Wasser abspülen und abtropfen lassen.
2) Kichererbsen, grob zerkleinerte Rote Bete, Sesammus, Zitronensaft, Kreuzkümmel, Wasser und Salz in den Mixbehälter der Küchenmaschine geben.
3) Alles zu einer cremigen Masse pürieren.
4) Auf jede Brotscheibe einen Esslöffel Hummus verstreichen und genießen.

TIPP: Sprossen, Sesamkörner oder Kichererbsen als Topping verfeinern das Menu zusätzlich.

Portion	Zubereitungszeit	Schwierigkeitsgrad
1	10 min	Leicht

Cremige Lachs-Spaghetti

Energie	Kohlenhydrate	Fette	Proteine
579 kcal	45 g	31 g	29 g

Zutaten

- 125 g Vollkornspaghetti
- eine halbe Zwiebel
- 2 Scheiben Räucherlachs
- 1 TL Kokosöl
- 100 ml Gemüsebrühe
- 100 g Crème fraîche
- Saft einer halben Zitrone
- frischer Dill
- Salz
- Pfeffer

Zubereitung

1) Spaghetti in kochendem Salzwasser bissfest garen, kalt abschrecken und abtropfen lassen.
2) Zwiebel schälen, fein hacken.
3) Lachs in dünne Streifen schneiden.
4) Kokosöl in der Pfanne erhitzen. Zwiebeln glasig dünsten.
5) Gemüsebrühe zugießen. Crème fraîche und Zitronensaft unterrühren.
6) Sauce mit den Gewürzen abschmecken.
7) Lachsstreifen zur Soße geben und bei reduzierter Hitze etwa 5 Minuten erwärmen.
8) Dill waschen, trocken schütteln und fein hacken.
9) Spaghetti zufügen und alles gründlich vermischen.
10) Mit dem Dill bestreut servieren.

Portion	Zubereitungszeit	Schwierigkeitsgrad
2	15 min	Leicht

Gemüse-Pasta «All-in-one»

Energie	Kohlenhydrate	Fette	Proteine
539 kcal	70 g	14 g	27 g

Zutaten

- 1 Knoblauchzehe
- 100 g Brokkoli
- 4 Champignons
- 1 TL Kokosöl
- 150 ml Gemüsebrühe
- 90 g Vollkornnudeln
- 150 ml Milch
- 10 g geröstete Pinienkerne
- Salz
- Pfeffer
- Muskatnuss

Zubereitung

1) Knoblauchzehe schälen und fein hacken.
2) Brokkoli in Röschen zerteilen und waschen. Pilze putzen, dünne Scheiben schneiden.
3) Kokosöl in einem Topf schmelzen. Pilze und Knoblauch zufügen und anschwitzen.
4) Gemüsebrühe und Milch zugießen.
5) Vollkornnudeln untermischen und 5 Minuten kochen.
6) Hitze reduzieren. Brokkoliröschen zufügen.
7) Gericht so lange weiter garen, bis die Nudeln die gewünschte Bissfestigkeit erreicht haben.
8) Vor dem Servieren mit den Gewürzen abschmecken und mit den gerösteten Pinienkernen bestreuen.

Portion	Zubereitungszeit	Schwierigkeitsgrad
1	15 min	Leicht

Feta-Wassermelonen-Salat mit Minzaroma

Energie	Kohlenhydrate	Fette	Proteine
294 kcal	34 g	9 g	20 g

Zutaten

- 800 g Wassermelonen-Fruchtfleisch
- 180 g Feta light
- 1 Handvoll frische Minzblätter
- bunter Pfeffer aus der Mühle

Zubereitung

1) Wassermelone und Fetakäse in etwa 1 cm große Würfel schneiden.
2) Minzblätter waschen, etwas trocknen.
3) Fruchtfleisch, Käse und Minzblätter gut vermischen.
4) Pfeffer aus der Mühle vor dem Verzehren frisch darüber verteilen.

TIPP: Gut durchgekühlt schmeckt der Salat am besten!

Portion	Zubereitungszeit	Schwierigkeitsgrad
2	5 min	Leicht

Proteinreicher Kokos-Ananas-Quark

Energie	Kohlenhydrate	Fette	Proteine
416 kcal	41 g	11 g	38 g

Zutaten

- 500 g Magerquark
- 6 Scheiben frische Ananas
- 3 EL Kokosraspeln
- 2 EL neutrales Proteinpulver

Zubereitung

1) Magerquark, 4 Ananasscheiben, Kokosraspeln und Proteinpulver mit einem Mixer gründlich pürieren.
2) Restliche Ananasscheiben fein hacken und mit der Quarkmasse vermischen.

Portion	Zubereitungszeit	Schwierigkeitsgrad
2	5 min	Leicht

Veganes Tofu-«Rührei»

Energie	Kohlenhydrate	Fette	Proteine
197 kcal	5 g	12 g	17 g

Zutaten

- 300 g Tofu natur
- 100 g Soja-Joghurt ungesüßt
- 1 Zwiebel
- Kala-Namak-Salz
- Kurkuma
- Pfeffer
- Öl
- frisch gehackter Schnittlauch

Zubereitung

1) Zwiebel schälen, fein würfeln und im heißen Öl glasig anschwitzen.
2) Tofu zerkrümeln. Zu den Zwiebelwürfeln mischen.
3) Etwa 5 Minuten unter Rühren braten. Mit den Gewürzen abschmecken.
4) Pfanne vom Herd nehmen.
5) Soja-Joghurt unterziehen und mit Schnittlauch bestreuen.

Vegan

Portion	Zubereitungszeit	Schwierigkeitsgrad
3	15 min	Leicht

Low Carb Milchreis aus Frischkäse

Energie	Kohlenhydrate	Fette	Proteine
267 kcal	19 g	2 g	46 g

Zutaten

- 150 Magerquark
- 1 Schuss Mineralwasser
- 200 g körniger Frischkäse light
- 50 g Erdbeeren
- Zimt
- Xucker

Zubereitung

1) Magerquark mit Mineralwasser glattrühren.
2) Den körnigen Frischkäse unterziehen.
3) Erdbeeren putzen, waschen und zerkleinern.
4) Tiefkühl-Erdbeeren entsprechend vorher auftauen.
5) Erdbeeren auf dem "Milchreis" verteilen.
6) Nach Wunsch mit Zimt und Xucker bestreuen.

Portion	Zubereitungszeit	Schwierigkeitsgrad
1	10 min	Leicht

Eiweißreiche Crêpes

Energie	Kohlenhydrate	Fette	Proteine
100 kcal	1 g	7 g	8 g

Zutaten

- 120 ml ungesüßte Mandelmilch
- 10 g neutrales Proteinpulver
- 10 g Kokosmehl
- 6 g Leinsamen
- 3 g Flohsamenschalen
- 1 Ei
- 1 Eiweiß
- Kokosöl zum Ausbacken

Zubereitung

1) Mandelmilch, Proteinpulver, Kokosmehl, Leinsamen, Flohsamenschalen, Ei und Eiweiß mit einem Mixer gründlich vermischen.
2) Masse etwas ruhen lassen.
3) Etwas Kokosöl erhitzen.
4) Portionsweise hauchdünne Crêpes im heißen Kokosöl ausbacken.

TIPP: Je nach Wunsch die Crêpes süß oder deftig belegen.

Portion	Zubereitungszeit	Schwierigkeitsgrad
3	15 min	Leicht

Eiweißreicher Frozen Mango-Joghurt

Energie	Kohlenhydrate	Fette	Proteine
139 kcal	12 g	1 g	20 g

Zutaten

- 250 g gefrorenes Mango-Fruchtfleisch
- 175 g fettarmer Naturjoghurt
- 75 g Proteinpulver neutral
- Vanillemark
- Süßstoff

Zubereitung

1) Proteinpulver und Naturjoghurt verrühren.
2) Mit Vanillemark, etwas Süßstoff und dem gefrorenem Mango-Fruchtfleisch cremig pürieren.

TIPP: Der Frozen Joghurt schmeckt natürlich auch mit anderen gefrorenen Früchten sehr lecker!

Portion	Zubereitungszeit	Schwierigkeitsgrad
4	5 min	Leicht

Zitroniger Proteinquark

Energie	Kohlenhydrate	Fette	Proteine
240 kcal	27 g	1 g	30 g

Zutaten

- 500 g Magerquark
- 1 Schuss Mineralwasser
- 1 EL Zitronenschale
- Saft einer halben Zitrone
- Süßungsmittel nach Wunsch

Zubereitung

1) Magerquark mit dem Mineralwasser glattrühren.
2) Zitronenschale und Zitronensaft unterziehen.
3) Nach Geschmack mit Süßungsmittel abschmecken.

TIPP: Mit etwas frischer Minze erhält der Proteinquark noch einen zusätzlichen Kick!

Portion	Zubereitungszeit	Schwierigkeitsgrad
2	5 min	Leicht

Eiweißreiche Schoko-Erdnuss-Pralinen

Energie	Kohlenhydrate	Fette	Proteine
203 kcal	6 g	13 g	12 g

Zutaten

- 100 g ungesüßte Erdnussbutter
- 30 g Whey Proteinpulver Schoko
- 50 ml Honig
- 30 g Schokodrops Zartbitter
- 120 g Gold-Leinsamen

Zubereitung

1) Alle Zutaten in eine Schüssel geben und kräftig, am besten mit der Hand, verkneten.
2) Aus der Masse 8 gleich große Kugeln rollen.
3) Pralinen über Nacht im Kühlschrank fest werden lassen.

Portion	Zubereitungszeit	Schwierigkeitsgrad
8	5 min	Leicht

Overnight Oats mit viel Protein

Energie	Kohlenhydrate	Fette	Proteine
342 kcal	33 g	6 g	37 g

Zutaten

- 100 ml Milch
- 20 g Whey Protein, Geschmack nach Wahl
- 40 g zarte Haferflocken
- 100 g Magerquark

Zubereitung

1) Proteinpulver mit der Milch verrühren.
2) Haferflocken und Magerquark zufügen.
3) Alles glatt rühren.
4) Masse über Nacht im Kühlschrank durchziehen lassen. Dadurch quellen die Haferflocken schön auf.
5) Nach Belieben mit Obst genießen.

Portion	Zubereitungszeit	Schwierigkeitsgrad
1	5 min	Leicht

Maisplätzchen

Energie	Kohlenhydrate	Fette	Proteine
412 kcal	134 g	32 g	27 g

Zutaten

- 140 g Instant Oats
- ½ TL Backpulver
- 1 Ei
- 1 Schuss Milch oder Wasser
- 140 g Mais (Dose)
- 1 Frühlingszwiebel
- Salz
- Pfeffer
- frisch gehackte Petersilie
- Öl zum Anbraten

Zubereitung

1) Mais in einem Sieb abtropfen lassen.
2) Frühlingszwiebel putzen und fein hacken.
3) Alle Zutaten in eine Schüssel geben und zu einem glatten Teig verrühren.
4) Masse mit Salz und Pfeffer abschmecken.
5) Kleine Teighäufchen mit einem Teelöffel ins heiße Öl geben und etwas flach drücken.
6) Von beiden Seiten jeweils etwa 2 bis 3 Minuten goldbraun anbraten.

TIPP: Dazu schmeckt Kräuterquark sehr lecker.

Portion	Zubereitungszeit	Schwierigkeitsgrad
1	15 min	Leicht

30 Tage Ernährungsplan

Dieser Ernährungsplan übernimmt für dich die tägliche Entscheidung, was auf dem Speiseplan stehen soll. Somit kannst du deine Energie sinnvoller nutzen, z. B. fürs Training. ;)

Dieser allgemein gehaltene Ernährungsplan wurde für Leute zusammengestellt, die sich in der Aufbauphase befinden und gerne Fleisch essen. Da diese Vorlage nicht auf alle Bedürfnisse abgestimmt werden kann, haben wir dir ebenfalls eine leere Vorlage miteingefügt, damit du dir deinen Wünschen entsprechend, einen eigenen individuellen Ernährungsplan zusammenstellen kannst. Wir wünschen dir viel Spass damit.

Iss dich stark! – Woche 1			
Tag	**Morgen**	**Mittag**	**Abend**
1	Tomaten Kresse Spiegelei Brot	Zitronen Lachs im grünen Spargelbett	Frittata mit Baby Spinat und Bacon
2	Erfrischender Beeren Shake	Hähnchen mit Ofengemüse	Vegetarische Zucchini Pizza
3	Heidelbeer Soja Haferbrei	Garnelen auf Grapefruit Rucola Salat	Kürbis Blumenkohl Hackauflauf
4	Mango Kiwi Smoothie Bowl	Paprika Kartoffel Gulasch Suppe	Glasiertes Aprikosenhähnchen
5	Rührei mit Räucherlachs	Putenbrust mit Ratatouille Gemüse	Pilz Omelett in der Brottasche
6	Apfel Nuss Haferbrei	Bunter Rindfleischsalat	Fischtopf auf brasilianische Art
7	Champignons Feta Spinat Omelett	Gefüllte Hackfleisch Frikadellen	Fitness Teller

Iss dich stark! – Woche 2			
Tag	**Morgen**	**Mittag**	**Abend**
8	Kokos Avocado Bowl	Ripeye Steak mit Rucola Paprika Salat	Lasagne mit Zucchiniplatten
9	Hüttenkäse mit nussigem Obstsalat	Kokos Ingwersuppe mit Tofu und Gemüse	Basilikum Putenröllchen mit Süsskartoffelpüree
10	Obst Nuss Müsli	Blumenkohl Hähnchen Pizza	Buchweizen Räuchertofu Bowl
11	Eiweissreicher French Toast	Asiatischer Nudelsalat mit Rinderfiletstreifen	Ananas Burger
12	Vegane Kürbis Smoothie Bowl	Hähnchen Gemüse Eintopf	Kartoffel Würstchen Suppe
13	Mexican Eggs – Spiegeleier mit Salsa	Pangasius mit Wok Gemüse	Gemüse Quinoa Pfanne mit Fetakäse
14	Schokolade Bananen Walnuss Proteinshake	Rinderfleischstreifen im Rosenkohlbett	Goudagriessschnitten mit Paprika Zucchini Gemüse

Iss dich stark! – Woche 3			
Tag	**Morgen**	**Mittag**	**Abend**
15	Gemüse Rührei mit Joghurt	Mexikanische Gemüsesuppe	Thunfisch Spiegelei Burger
16	Proteinwaffeln Low Carb	Gemüse Hähnchen Wraps	Spinat Räucherlachs Nudeln
17	Heidelbeer Soja Haferbrei	Tomaten Paprika Eipfanne Shakshuka	Lamm Gemüse Nudelragout
18	Green Power Smoothie	Schichtsalat mit Hähnchenbrust	Protein Flammkuchen
19	Tomaten Kresse Spiegelei Brot	Chop Suey aus Rind und Hähnchen	Zucchini Kartoffelsuppe
20	Champignons Feta Spinat Omelett	Bunter Rindfleisch Salat	Linsenbratlinge mit Quarkdip
21	Das Post Workout Gainer Monster	Hack Spinat Burger mit Spiegelei	Thai Curry mit Garnelen

Iss dich stark! – Woche 4			
Tag	**Morgen**	**Mittag**	**Abend**
22	Apfel Nuss Haferbrei	Cobb Salat mit Blauschimmelkäse	Chili con Carne
23	Rührei mit Räucherlachs	Hähnchen Zuckerschoten Curry	Süsskartoffelsuppe mit gerösteten Erdnüssen
24	Hüttenkäse mit nussigem Obstsalat	Spaghetti Carbonara mit Vollkornnudeln	Rinderfrikadellen auf Gemüse Couscous
25	Schokolade Bananen Walnuss Proteinshake	Schollenfilets mit Orangenfeldsalat	Hack Gemüse Pfanne
26	Eiweissreicher French Toast	Brokkoli Käse Omelett	Putenbraten an kalter Kräutereisauce
27	Obst Nuss Müsli	Schnelle Lauch Käse Suppe	Thunfisch Bohnen Kartoffelsalat
28	Mexican Eggs – Spiegeleier mit Salsa	Gemüsepasta „all in one"	Rindersteak auf Tomaten Ziegenkäse Caprese
29	Erfrischender Beerenshake	Quinoa Gemüse Risotto mit Hähnchenbrust	Tofu in knuspriger Gemüsechips Panade
30	Proteinwaffeln Low Carb	Thailändischer Melone Radieschen Salat	Hackfleisch Burger mit Low Carb Pancakes

Ernährungsplan Vorlage

Iss dich stark! – Woche 1			
Tag	**Morgen**	**Mittag**	**Abend**
1			
2			
3			
4			
5			
6			
7			

Iss dich stark! – Woche 2			
Tag	**Morgen**	**Mittag**	**Abend**
1			
2			
3			
4			
5			
6			
7			

Iss dich stark! – Woche 3			
Tag	Morgen	Mittag	Abend
1			
2			
3			
4			
5			
6			
7			

Iss dich stark! – Woche 4			
Tag	Morgen	Mittag	Abend
1			
2			
3			
4			
5			
6			
7			

Schlusswort

Vielen Dank, dass du dich für dieses Buch entschieden hast. Ich hoffe, dass ich dir neue Ideen für die Küche liefern konnte und damit einen kleinen Ansporn für eine gesunde Ernährung und vitalen Lebensstil.
Die Entscheidung sportlich aktiv zu sein, zieht sehr viele positive Effekte mit sich. Mit einem trainierten Körper fühlst du dich im Alltag viel fitter und voller Energie. Dein Selbstbewusstsein wächst. Du wirkst viel attraktiver, trainierst Durchhaltevermöge, um deine Ziele zu erreichen und noch vieles mehr.
Dein Leben wird sich zum Positiven verändern.
Natürlich soll man sich zwischendurch auch was gönnen und ausspannen. Das gehört genauso dazu wie das Protein zum Muskelaufbau. Denn niemand ist perfekt und will nur «funktionieren». Also, geniesse auch mal ein Riegel Schokolade, eine Portion Pommes oder was auch immer dich erfreut. 😊

Auf diesem Weg wünsche ich dir viel Erfolg bei deinen Vorhaben und weiterhin viel Genuss.
Wenn dir dieses Buch gefällt, freue ich mich über eine positive Bewertung auf Amazon von dir.
Dies kannst du tun, indem du den Titel oder die ISBN des Buches in der Suchleiste eingibst. Gerne darfst du mir auch unter info.publishing365@gmail.com Verbesserungsvorschläge für meine weiteren Bücher mitteilen, damit ich auch zukünftig bestmöglichen Mehrwert bieten kann.

Dein

Mike Hartmann

Notizen

Notizen

Notizen

Impressum

Autor: Mike Hartmann

Herausgeber:
Philip Steiner
Hohlen 62
4937 Ursenbach
Schweiz

Printed in Germany
by Amazon Distribution
GmbH, Leipzig

25151965R00111